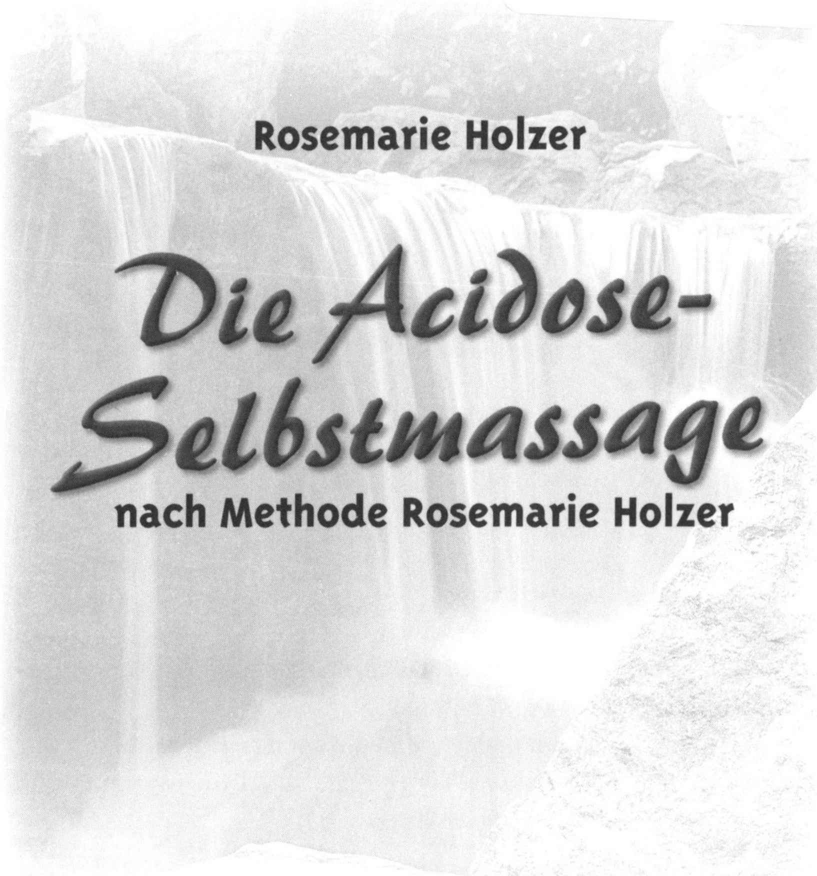

Rosemarie Holzer

Die Acidose-Selbstmassage

nach Methode Rosemarie Holzer

Verlag Ganzheitliche Gesundheit

1. Auflage 2001

Norbert Messing, Postfach 1217, 76663 Bad Schönborn,
Telefon (07253) 3718, Fax (07253) 33955,
E-Mail messing-vgg@t-online.de, Internet: www.messing-vgg.de
Layout und Umschlaggestaltung: Living-Page, www.livingpage.de
Druck: Druckerei Steinmeier, Nördlingen

Autor der einleitenden Texte, der Ausführungen zum Säure-Basen-Haushalt und zur Bedeutung der Lymphe: Norbert Messing
Alle im Buch veröffentlichten Ratschläge sind von den Autoren sorgfältig recherchiert und geprüft worden. Eine Gewähr dafür kann jedoch nicht übernommen werden. Eine Haftung der Autoren oder des Verlages für Personen-, Sach- oder Vermögensschäden ist ausgeschlossen.

ISBN 3-927124-36-2

Inhaltsverzeichnis

Einführung

Entsäuerung = Leben

Der Weg zur Gesundung, Vitalisierung, einer höheren Stufe des Wohlbefindens

Was Sie in Händen haben, ist ein ungewöhnliches Buch. Die Acidose-Selbstmassage nach Methode Rosemarie Holzer erweitert den Horizont der körperlichen Selbsterfahrung in einem ganz besonderen, zentralen Punkt oder vielen Punkten, wie Sie bei der praktischen Anleitung werden erkennen können. Sie stellt uns nämlich ein Repertoire zur Verfügung, ein „Hand-Werkzeug", das Instrumentarium für ein umfassendes Großreinemachen im Körper bis in die Haarspitzen.

Denn das wichtigste, ursprünglichste Hilfsmittel zur Heilung ist die Hand, die Berührung.

Diese unmittelbarste Zuwendung bringt den Säugling schon in Frieden mit der Welt, die ihm zuerst grell, kalt und bedrohlich erscheint, lässt ihn im noch befremdlichen Dasein heimisch werden.
Entsäuerung, wie sie die Acidose-Selbstmassage zu vermitteln vermag, wirkt befreiend. Sie sprengt den Panzer, den die Säurestarre im Zwischenzellgewebe aufgebaut hat. Hier lernen wir, was es heißt, von Grund auf, bis in die Fingerspitzen gesund und wohlauf, behütet im Kosmos zu sein. Es kann sich dann jenes neue, reine Lebensgefühl einstellen, das der Dichter Rainer Maria Rilke in die Worte gefasst hat:

> „Ein Glück löste leuchtend aus Himmeln sich los
> Und hing mit gefalteten Schwingen groß
> An meiner blühenden Seele".

Die Acidose-Selbstmassage bringt das, um was es in Sachen Gesundheit und Heilwerden eigentlich geht, wie kaum etwas anderes auf den Punkt:

Wir müssen unser leiblich-seelisches Wohl und Wehe (wieder) selbst in die Hand nehmen.

Ein Ausweg aus der Misere von Symptomen, Beschwerden, Leiden (statt Lust) am Körper, des vorzeitigen Verbrauchs und Verschleißes unserer leiblich-seelischen Kräfte kann nicht aus dem Tablettenröhrchen geschüttelt werden. Keine Tinkturen (so nützlich sie zur Symptomlinderung und als unterschwelliger Reiz sein mögen), Pülverchen, geheime Ingredienzien reichen auch nur entfernt an die bescheidensten Fertigkeiten der Körperweisheit heran, die sich selbst – und damit uns – am besten zu helfen weiß, wenn wir ihr zur Entfaltung nur den nötigen Raum lassen.

Eine solche ideale „Hilfe zur Selbsthilfe" stellen spezielle Massagen dar.

Dies jedoch nur dann, wenn der in diesen Dingen unbeholfene, ungeschulte moderne Mensch, dem der Bezug zur eigenen kreatürlichen Körperlichkeit längst in einer künstlichen, „virtuellen" Umgebung verloren gegangen ist, konkret in die geeigneten Griffe und Kniffe eingeweiht wird.
Dies leistet der vorliegende Ratgeber auf eindrucksvolle, anschauliche und sofort nachvollziehbare Weise von Kopf bis Fuß.
Der Praxisteil lässt auch einen weiteren wichtigen Gedanken jeder Ganzheitsbehandlung des Leibes erkennen: Es ist zwar wichtig, die richtigen Punkte zu treffen, aber es gibt keinen „zentralen Sektor", der nur angerührt, stimuliert werden muss und dann alles weitere für uns erledigt. Unser Körper ist eine Einheit aus der Peripherie, in der sich z. B. die Lymphe sammelt (ein Lebenssaft, der oft vernachlässigt wird) und einer Vielzahl von Wegen der Ausscheidung, die dann allerdings zentral zusammenlaufen (große Lymphbahnen).

Die schöpferischen und heilenden Hände

Alles deutet auf eine Sonderstellung der Hand für die menschliche Entwicklung hin. Kulturgeschichtlich betrachtet, kommt der Hand als erstem allgemein gebräuchlichen „Werk"-Zeug eine geradezu überragende erkenntnisstiftende Bedeutung zu. Der Mensch begriff buchstäblich zuerst, was er dann schließlich begreifen lernte. Er eroberte sich die Welt und die höheren Formen der

Zivilisation durch das einzigartige Instrument Hand. Alles was wir bewirken, geschieht durch unsere „Hand"-lung. Die Hand steht aber noch für mehr und für sehr spezielles:

„Heilende Hände" sind wahrscheinlich das erste und ursprünglichste Therapeutikum unserer Geschichte, die Urform des Heilens schlechthin. Massage-Praktiken gehören seit Menschengedenken zu den ältesten natürlichen Behandlungsweisen – überall auf der Welt, in allen Kulturkreisen, bei den „Primitiven" (Urvölkern) wie den Hochkulturen und schließlich auch den „zivilisierten" Nationen.

Man denke in diesem Zusammenhang nur an die entsprechenden Therapien des Fernen Ostens, wie sie heute immer mehr Zulauf finden und unter dem Stichwort „Wellness" zum Modetrend geworden sind: die altindische ayurvedische Medizin mit ihren vielfältigen Ölmassagen oder die chinesisch-japanische Akupressur. Über lange Generationen war solches Wissen auch bei uns noch vital, lebendig, vor allem in Kreisen von Laien-Behandlern. Heilung blieb in vieler Hinsicht Hand-Werk und erwies sich darin nicht weniger effektiv (und sehr viel nachhaltiger) als manche hochgelobte moderne High-Tech-Therapie. Erkennbar wird dies auch daran, dass die Hand nicht nur ein in medizinischer Hinsicht vorzügliches Behandlungsinstrument ist, sondern hier zwei Fähigkeiten miteinander verbunden sind: Diagnostik (z. B. jemandem „auf den Puls fühlen") und Therapie (wie im Falle spezieller Massagen).

Massagen berücksichtigen auch ein Grundgesetz des Lebens, das die moderne Pharmazie gründlich aus der Heilkunde ausgetrieben hat:

Es kommt nämlich auf die feinen Impulse an, nicht auf die massive Überwältigung des Körpers mit Reizen, chemischen Substanzen und anderen groben Einwirkungen.

Die Acidose-Selbstmassage arbeitet mit solchen feinen Anstößen, nicht mit dem „Entfalten roher Kräfte" (wo diese walten, gedeiht keine Gesundheit). Sie bietet die kleinen Reize, und sie sind es, mit deren Hilfe wir große Wirkungen erzielen. Das weiche Wasser höhlt bekanntlich den Stein. In der Acidose-Selbstmassage wirkt die überwältigende Kraft der sanften, einfühlsamen Impulse, wohingegen das brachiale Erzwingenwollen (= das Paradigma der herrschenden Medizin) die körperliche Integrität entzwei bricht wie einen gesprengten Stein.

Aspekte der Säure-Basen-Regulation

Was Sie über die Acidose und ihre Gefahren wissen sollten

Die drei Stufen der Säure-Eskalation

I. Die unterschwellige (latente) Übersäuerung – Der „Normalfall“

Eine Übersäuerung lässt sich in diesem Falle nicht ohne weiteres messen (auch nicht mit den üblichen Harntests, erst recht nicht im Blut). Aber: Die Pufferkapazität des Blutes ist bereits deutlich herabgesetzt. Es stehen dort weniger Basen zur Verfügung als nötig wären, um der ständigen Säure-Überlastung zu begegnen.

II. Die akute Übersäuerungskrise – Infektionen und Beschwerden

Manche Therapeuten sehen im Herzinfarkt das Ergebnis einer Übersäuerungskrise oder -katastrophe (Dr. Berthold Kern). Dies ist hier (noch) nicht gemeint. Schon ganz normale Infektionen wie ein Schnupfen oder entzündliche Vorgänge im Körper sind kleine, alltägliche Säurekrisen. Wir alle wissen, wie heftig der Körper in solchen Fällen reagiert, wie total er auf „Ausscheidung“ umstellt. Diese läuft dann schmerzlich beschwerdenreich über die Schleimhäute, über Nieren, den Darm, durch Husten, Schwitzen ab. Solche Krisen sind mehr als nur ein Infektionsgeschehen, das durch die Invasion von Keimen im Organismus hervorgerufen wird, sondern bereits ein Ausdruck für die Schwächung der lebenserhaltenden Grundregulation. Eingespielte, frei bewegliche Immunkräfte werden mit Eindringlingen und Störfaktoren aller Art (Viren, Bakterien, Pilze, Krebszellen, Stoffwechselgifte) leichter fertig als dezimierte Abwehrkörper, die überdies noch in Geweben, Flüssigkeiten agieren müssen, die säurestarr verhärtet und durch angestaute Stoffwechselrückstände verschlackt sind. Entzündungen, so hat Dr. Michael Worlitschek festgestellt, gehen immer einher mit sauren Stoffwechselvorgängen. Und Gleiches gilt für zahlreiche andere Beschwerden, Warnzeichen des Körpers, durch die er uns – oft lange erfolglos – auf entstehende Ungleichgewichte im Stoffwechselgeschehen aufmerksam machen will.

III. Die chronische Übersäuerung – Zivilisationsleiden
Sie bilden die Endstadien der westlich modernen Reise in die Säurestarre. Die sauren Rückstände haben sich nun so weit verfestigt, dass Organfunktionen erkennbar, unübersehbar, nur zu deutlich spürbar leiden, die Regulationen auf der ganzen Linie zusammenbrechen. Oder: Urplötzlich stellt sich beschleunigtes Altern wie im Zeitraffer ein.

Übersäuerung lässt schneller altern

Säuren und Altern oder Verschleiß sind fast schon so etwas wie Synonyme. Dass die Zusammenhänge hier sehr eng sind, weiß man lange schon aus der Beobachtung, das z. B. ein schlecht eingestellter Diabetes die Alterungsprozesse erkennbar beschleunigt. Bei der dabei entstehenden sauren Stoffwechsellage kommt es zu sog. „Vernetzungen" von reichlich vorhandener Glukose (sowie weiteren Zuckern) und Proteinstrukturen wie dem Kollagen. Dadurch wird die Funktionstüchtigkeit von Zellen und Geweben (Elastizität, Spannkraft) beeinträchtigt. Der Körper erstarrt buchstäblich, verliert seine Anpassungsfähigkeit und Geschmeidigkeit. Es entstehen in einem längerfristigen Prozeß die bekannten und gefürchteten Begleiterscheinungen der Zuckerkrankheit (u. a. Durchblutungsstörungen aller Art). Der Forscher Anthony Cerami – ein anerkannter Wissenschaftler und kein „Außenseiter" – hat auf der Grundlage solcher Übersäuerungsvorgänge eine eigene „Glycation Theory" (Glycosilierungs- oder Verzuckerungstheorie des Alterns) formuliert, die in der Gerontologie einige Aufmerksamkeit gefunden hat.

Der Körper ist hierbei einem Zangenangriff aus zwei Richtungen unterlegen: Einmal wurden über Jahre und Jahrzehnte zu viele säurebildende Stoffe zugeführt (Eiweißmast u. a.). Zum anderen mangelte es der Kost an der Fülle

und Vielfalt basenbildender Substanzen, die wir für eine höhere Form der Gesundheit und Widerstandskraft ständig benötigen (Mineralstoffe, Spurenelemente). Typische Säurekrankheiten sind Rheuma/Arthritis/Arthrose, Diabetes und andere Stoffwechselleiden, Herzinfarkt – und auch der Krebs.
Auf diese Zusammenhänge hingewiesen haben Forscher und Ärzte wie Dr. Ragnar Berg, Carl Röse, Prof. Brauchle, Dr. Friedrich F. Sander oder Dr. Renate Collier. Besonders die Mayr-Ärztin Dr. Collier hat große Verdienste dabei erworben, das „Azidose-Problem“ in den Reihen der Ärzteschaft salonfähig zu machen. Sie hat außerdem spezielle TherapeutInnen ausgebildet, die die Erkenntnisse auch praktisch an Laien vermitteln und so die Entsäuerung zu einer der wichtigsten praktischen naturheilkundlichen Selbsthilfemaßnahmen werden lassen, innerhalb des weiten Spektrums an ausleitenden Praktiken oder Behandlungen wie z. B. der Darmreinigung, Entschlackungskuren mit Kräutern u. ä.

Übersäuerung „beißt“ sich fest!

Man kann es nicht oft genug hervorheben: Die Acidose-Selbstmassage ist deshalb wichtig, weil Säuren, wie man noch gut aus dem Chemieunterricht in der Schule in Erinnerung haben wird, die Neigung zeigen, sich geradezu einzufressen, mit körperlichen Strukturen zu „verkleben“, sich zu verfestigen. Hier beschleunigt die „Hand-Heilkunde“, wie man die Massage auch nennen könnte, den Prozess der inneren Reinigung, indem **manuell sanft gelockert und gelöst wird, was sich über lange Zeit stoffwechselbedingt niedergeschlagen** hat.

Ohne einen solchen zusätzlich Anstoß wäre die Räumung der Depots mit den üblichen Mitteln der Entschlackung, Gewebsreinigung, durch alleinige diätetische Maßnahmen ebenfalls nur über einen längeren Zeitraum zu bewerkstelligen und „packen“.

Die Acidose-Selbstmassage schenkt uns etwas sehr rares und kostbares: Zeit, gewonnen durch einen Abkürzungsweg zur inneren Reinigung ohne große Abschweifungen und Abirrungen. Es gelingt damit, der Befreiung aus der säurebedingten Umklammerung schneller näher zu kommen. Dies ist wichtig, um drohende Risiken und ein beschleunigtes Altern zu stoppen.

Abgesehen davon stellt die Acidose-Selbstmassage – stets in Verbindung mit einer Basen-Plus-Ernährung – ein sehr wirksames Mittel dar, zu verhindern, dass Säuren überhaupt Fuß in den Körperstrukturen (Bindegewebe, Kapillaren, Interzellular-Raum) fassen. Es erweist sich als wertvolles Instrument lebenslanger innerer Hygiene, weit wichtiger als Zähneputzen oder andere selbstverständliche Körperpflege-Maßnahmen. Denn wohl können wir den Körper von außen sehr effektiv in kürzester Zeit säubern. Das Innere bis in die letzte Körperzelle ist sehr viel schwerer zugänglich. Die Acidose-Selbstmassage nach Rosemarie Holzer weist hier einen verlässlichen, sicheren, ja den kürzesten überhaupt denkbaren Weg zum Ziel.

Halten Sie Gleichgewicht!

Das Leben stellt glücklicherweise zwar nicht von Anfang bis Ende einen einzigen Drahtseilakt dar. Und doch ist vieles daran und darin eine Frage der richtigen Balance.

- ➡ Dies gilt beispielsweise für die Mineralstoffe. Kalium und Natrium regulieren quasi als Gegenspieler und doch bei richtiger Dosierung auch wieder harmonisch den Wasserhaushalt im Körper und den Zellen.
- ➡ Oder betrachten wir die Fette: Problematisch werden sie nur, wenn die natürliche innere Ausgewogenheit von gesättigten und ungesättigten (einfach ungesättigt, Omega-3- und Omega-6-Typ) Fettsäuren aus dem Ruder läuft. Dann drohen nicht nur Übergewicht, Bluthochdruck, Herz-Kreislaufleiden, sondern auch Krebs (Darm, Brust, Prostata).
- ➡ Gefäßschäden gleichermaßen wie Gelenkentzündungen entstehen auf der Basis von Ungleichgewichten zwischen angeregten Sauerstoffpartikeln und nicht (mehr) ausreichenden Schutzsystemen des Körpers. Folge solcher missglückter Balance-Akte sind u.a. arte-

riosklerotische Veränderungen, die allmähliche Degeneration und Zerstörung der Arterienwände (Intima). Dies ist inzwischen zum Allgemeingut der Medizin geworden: „Gerät das Verhältnis aus der Balance, sind zum Teil schwerwiegende Erkrankungen die Folge, wie Entzündungen, Ödeme, Geschwüre und Krebsgeschwülste" (Prof. Erich Elsner).

- Ähnliches spielt sich bei den Hormonen und ihnen verwandten Stoffen (Prostaglandine u. ä.) ab. Eine perfekte Steuerung der Lebensvorgänge vollzieht sich meist im gelungenen Wechselspiel zwischen „Bremsern" und „Antreibern", zwischen dem Hüh und Hott der sich ständig neu ausbalancierenden Kräfte.

Wie der moderne Mensch ziemlich gründlich aus der Balance geraten ist, zeigt sich eindrucksvoll beim Eiweiß, einem eigentlich lebensspendenden Faktor, der durch schleichende, unbemerkte Veränderungen des modernen „Way of Life" zum Risikofaktor erster Ordnung geworden ist.

Prof. Wendt und das Konzept der Eiweißspeicherkrankheiten

Eiweiß ist ganz gewiss ein Lebenselixier. Wir brauchen die Aminosäuren in gewissem Umfang (8 bis 10 davon sind essentiell und müssen unbedingt zugeführt werden), um körpereigenes Eiweiß, Enzyme, Hormone, andere Botenstoffe u. ä. herstellen zu können.

Ein Zuviel davon ist jedoch aus ganz unterschiedlichen Gründen fatal, wie Prof. Lothar Wendt schon vor 50 Jahren hatte zeigen können – und ein solches verhängnisvolles Übermaß bildet heute den Regelfall (von Wendt griffig als „Eiweißmast" bezeichnet).

- Zum einen bilden die Stoffwechselprodukte der Eiweißverdauung im Körper (über-)reichlich Säuren. Diese müssen neutralisiert werden, was nicht möglich ist, wenn die einseitig säureüberschüssige Ernährung über längere Zeit praktiziert wird.
- Zum anderen ist beim Zivilisationsbürger zusätzlich noch die Fähigkeit grundlegend gestört oder gar ganz verlorengegangen, sich von überflüssigem Eiweiß durch das „Ventil Harnstoffzyklus" wieder und kontinuierlich zu befreien.

So funktioniert das „Ventil": Ein intakter Stoffwechsel lässt bei reichlich Eiweißzufuhr „Luft ab" und entledigt sich des nicht benötigten Proteins in Form von Harnstoff. Ist die Eiweißversorgung eher knapp bemessen, macht das Ventil dicht: der wertvolle Lebensgrundstoff wird nicht mehr über den Harnstoffzyklus ausgeschieden sondern für die Bedürfnisse der Körpererneuerung verwendet.
Wendts phänomenale Erkenntnis in diesem Zusammenhang: Bei drei Vierteln unserer Bevölkerung funktioniert dieses „Ventil" nicht mehr. Sie speichern, bedingt durch die Überlastung der Regulation durch fortwährende Proteinüberladung und Übersäuerung, ununterbrochen immer mehr Eiweiß, obwohl der Körper den Überschuss eigentlich ausscheiden sollte, um nicht Schaden zu erleiden. Folgen sind eine fortschreitende Verschlackung („Verkleisterung") des Bindegewebes, ein grundlegend gestörter Stoffwechsel auf der Ebene der Zellen (Ver- und Entsorgung) und schließlich Säurekrankheiten wie Rheuma, Angina pectoris oder Herzinfarkt.

Auch dieses Beispiel lehrt: Stets kommt es – wollen wir gesund werden oder ein Höchstmaß an Vitalität wieder herstellen und erhalten – in erster Linie darauf an, die Ausscheidung und Entsäuerung zu mobilisieren. Und einer der Hauptwege der Reinigung verläuft über die Lymphe. Diese Einsicht gehört zu den Grundlagen jeder natürlichen Gesundung oder der Erlangung höherer Stufen des „Heil-Seins". Dagegen bedeutet das Maß an „normaler" Gesundheit heute nicht mehr als einen Aufenthalt im übervölkerten Wartesaal zu den chronischen Leiden.

Die Säure-Basen-Regulation ist in dieser Hinsicht so etwas wie die ursprünglichste Grundregulation überhaupt, bei der aus Gegensätzen über einen stimmigen Ausgleich im besten Falle Harmonie (= Gesundheit) resultiert. An ihr können wir auch die Bedeutung des rechten Maßes für unser gesundheitliches Schicksal und vollständiges, unbeeinträchtigtes Wohlergehen studieren. Denn fast alle Faktoren des neuzeitlichen Lebensstils weisen eine eindeutige Tendenz auf: sie zielen in den sauren Bereich. Und: Übersäuerung = Risiko.

Stress, Hektik – Charakteristika unserer zeitvergessenen und gleichzeitig zeitversessenen Gegenwart – sind verschleißend, verbrauchend. Sie drehen nicht nur am Schwungrad der aufs Äußerste forcierten, beschleunigten Veränderungen um uns herum, sondern auch am Rad unseres Lebens schlechthin: Sie machen alt – vor der Zeit, und nicht nur an Körper (Degenerationserscheinungen an den Gefäßen, Neigung zu Krebs, Überempfindlichkeiten, Rheuma, Autoimmunkrankheiten), sondern auch an Geist und Seelenkräften.

Wer dem Teufelskreis, dem Strudel entrinnen will, die den „entwurzelten" Zivilisationsbürger am Anfang unmerklich, später – auch hier nur scheinbar – abrupt und unvermittelt in den Abgrund reißen, muss hier und nirgendwo anders ansetzen. Am Erfordernis der Entsäuerung, Ausscheidung und Reinigung führt gewissermaßen kein Weg vorbei. Und damit die Prozesse in Gang kommen können, die Starre gelöst, das Verstockte zum Fließen gebracht werden kann, bedarf es eines Anstoßes, eines Lösungsmittels. Eine ganz vorzügliche Hand-Habe dazu bietet die in diesem Buch beschriebene Acidose-Selbstmassage nach Rosemarie Holzer.

Säuren als Signum der Zeit

Die Überschwemmung der Natur und des Körpers mit Säuren ist so etwas wie ein Symbol für das, was man den „modernen Lebensstil" mit allen seinen Risiken und Unausgewogenheiten nennt. Säure steht für die Auflösung von ursprünglich in uns angelegten Strukturen und die Gewaltherrschaft des Menschen über die Natur (Stichwort „saurer Regen", „versauerte", tote Böden) statt des Wirkens in ihr und mit ihren Kräften. Wie drastisch, ja dramatisch dies geschehen ist, zeigt ein Blick auf die pH-Werte des Regens: Ursprünglich betrug dieser 5,6. Seit den 60er Jahren verschob sich der Wert in den stark sauren Bereich (1995: 4,0). Rechnet man dies um, so ist der Niederschlag heute nicht weniger als 40-mal saurer als noch vor drei Jahrzehnten.

Säure setzt sich nicht nur substanziell im Körper fest, sondern imprägniert auch das Bewusstsein. Deshalb gibt es z. B. so viel Unzufriedenheit, Geltungssucht, Besitzstreben trotz relativer materieller Sicherheit.
Säure verformt unsere Charakterkräfte, verbaut nicht nur die Wege zu höherer Gesundheit, sondern auch zu reinerer Erkenntnisschau.

An was es uns spirituell fehlt, hat Friedrich Schiller bereits vor 200 Jahren (exakt am 20.3.1801) niedergeschrieben, und er hätte sich wohl in seinen pessimistischsten Anwandlungen kaum träumen lassen, wie sehr die Menschheit sich von diesem innerhygienischen, ethischen Erfordernis durch Zerstreuung, Unterhaltungswahn, Orientierung nach Außen entfernen würde:

„Der Mensch sollte sich gewöhnen und es sich zum festen Gesetze machen“, so verlangte der Dichter und Philosoph, **„keinen Tag hingehen zu lassen, ohne, wäre es auch nur eine Viertelstunde, seine ganze Seelenkraft zu üben und sie auf einen einzigen Punkt zu richten“**.

Was Substanz und Dauer haben soll, muss wachsen, braucht seine Zeit, muss sich auf das Eine konzentrieren, alle Kräfte fokussieren, sich sammeln, und zwar in Stille und nicht im lärmenden Durcheinander des Marktplatzes – um dann, nach hundert Tagen der umsichtiger Sorge, des Bedenkens und Sichkümmerns die Ernte einzubringen.

Auf diese Weise ist die Acidose-Selbstmassage auch so etwas wie eine körperorientierte Meditation, Aufmerksamkeit, Seelenkraft, die wir auf einen Punkt richten und durch die wir uns wieder sammeln lernen.

„Säure ist Tod – Base ist Leben, Unendlichkeit“

Wie wichtig die Sache ist, mit der dieses Buch nicht nur theoretisch, sondern auch praktisch und hand-greiflich zu tun hat, zeigen die anschließend aufgeführten Zitate. Sie stellen nur eine kleine Auswahl dar unter geradezu überwältigend zahlreichen Belegen aus allen möglichen Bereichen der Medizin, des gesunden Lebens. Und sie dokumentieren, dass wir hier einen sehr sensiblen Punkt berühren, eine „Wunde der Zivilisation“ und des – nur scheinbaren – Wohllebens, das heute so viel Unzufriedenheit, Unpässlichkeit und Unglück produziert.

Zeugnisse zur Bedeutung des Säure-Basen-Haushaltes und der Notwendigkeit einer Entsäuerung des Organismus:

Eine Überlieferung des altindischen Ayurveda, als „ältestes Naturheilsystem der Welt“ bekannt, besagt:

„Säure ist Tod – Base ist Leben, Unendlichkeit“.

Alle großen Persönlichkeiten der Reformbewegung – ob es sich nun um Ärzte, Wissenschaftler oder Laien handelte – haben sich intensiv mit Fragen des Säure-Basen-Haushaltes auseinandergesetzt. Dies gilt für Dr. Maximilian **Bircher-Benner** genau so wie für **Prof. Kollath** oder Waerland.

- Dr. F. Sander:
  „Der Säure-Basen-Haushalt stellt die wichtigste Allgemeinfunktion des Organismus dar“.

- Dr. med. Renate Collier:
  „Der Säure-Basen-Haushalt ist das größte, oft existentielle Problem des Stoffwechsels und damit des Menschen“.

- Prof. Lothar Wendt:
  „Die Verschiebung des Säure-Basen-Gleichgewichts tötet nicht nur menschliche Zellen sondern jedes Leben“.

Sehr direkt ist die Beziehung der Übersäuerung zu einzelnen Erkrankungen. Aus einer Fülle von Hinweisen seien nur zwei Komplexe angesprochen:

- Prof. Otto Warburg, Nobelpreisträger:
  „Krebs ist die Säurekrankheit Nr. 1“. Warburg befand sich dabei in Übereinstimmung mit Are Waerland, der die **Übersäuerung eine Voraussetzung und ein Vorstadium der Krebserkrankung** genannt hat.

- Dr. Ulrike Lachenmeyer:
  „Ein ausgewogener Säure-Basen-Haushalt ist ein wichtiger Faktor für die Linderung von Migräne“.

Entsäuernde Ernährung gehört dazu!

Säuren müssen ausgeschieden werden. Sonst töten sie. Bevor sie jedoch ausgeschieden werden können, müssen sie „mobilisiert" werden. Dabei hilft in geradezu einzigartiger Weise die Acidose-Massage nach Rosemarie Holzer.

Doch das Hand-Anlegen allein wäre nur eine halbe Sache. Begleitet werden soll es vor allem durch eines: eine basenüberschüssige Ernährung. Sie gehört zu den weiteren Grundvoraussetzungen für die innere Reinigung über die Lymphe.

Hier haben wir es relativ leicht. Denn es besteht bereits eine lange Tradition und ein gesichertes Wissen darüber, wie sich die aus den Fugen geratene Säure-Basen-Balance wieder „einrenken" lässt.

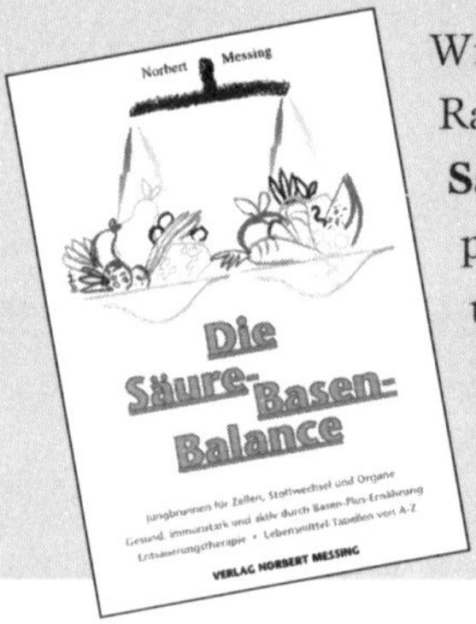

Wie dies konkret zu bewerkstelligen ist, zeigt ein Ratgeber aus unserem Verlag: Norbert Messing: **Die Säure-Basen-Balance** (80 S., DM 15,-) mit einer praktischen Anleitung zur Basen-Plus-Ernährung und detaillierten Säure-Basen-Tabellen zu allen gebräuchlichen Lebensmitteln (siehe auch die Hinweise im Buchanhang).

Die Grundlagen für unsere heutigen Erkenntnisse wurden dabei bereits vor fast einem Jahrhundert gelegt. 1914 war es, als **Dr. Ragnar Berg** mit seinen Untersuchungen begann. Er machte dabei Beobachtungen, die auch heute – oder heute erst recht – gültig sind. Beispielsweise, dass „moderne", „kultivierte", „verfeinerte" Ernährungspraktiken vor allem eines zur Folge haben: „Eine mangelnde Zufuhr an Nährsalzen". Dies bewirkt dann „ein Übermaß an Säurebildung im Organismus, was sich in verschiedenen Krankheitszuständen äußert, vor allem in Rheumatismus und Gicht". Fertignahrung vielfältiger Art, die der Konsument der gutversorgten Regionen der Welt mit so großer Bereitwilligkeit in sich hineinschlingt, so beklagte der Gelehrte schon vor mehr als 80 Jahren, enthält **weniger Lebensstoffe „als das Stroh, das**

die Kühe bekommen, um darauf zu liegen, und das man als Häcksel in ihr Futter gibt".

Schon damals hätte es der Mensch also besser wissen und machen können – hätte er nur auf die wenigen hellsichtige Mahner unter den vielen Verblendeten (auch und vor allem der Wissenschaft) gehört. Ein blinder Fortschrittsoptimismus verführte aber nur zu mehr Künstlichkeit und ausgeklügelteren Ernährungssünden und ließ die „alltäglichen Wunder" der natürlichen Lebensweise ins Hintertreffen geraten.

Acidose-Selbstmassage

1. Freimachen der Lymphe

leichte kreisende Bewegung von unten Richtung Bauch

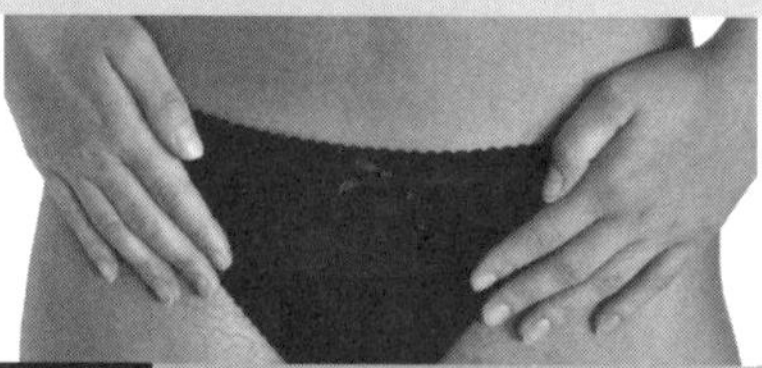

1.1 Leistengegend

zart mit dem Rollgriff durcharbeiten

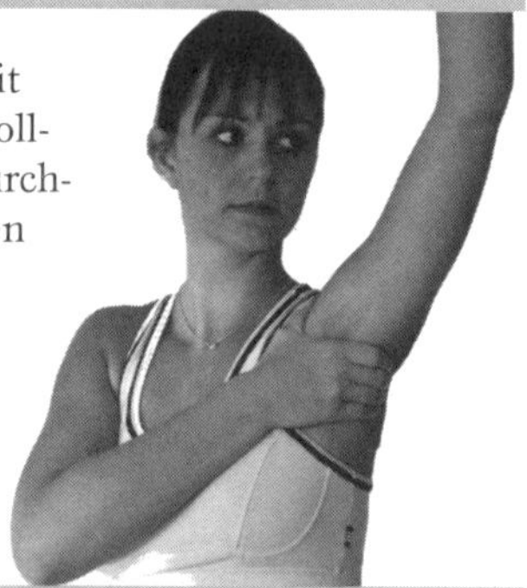

1.2 Achselbereich

Alle Massagegriffe sollten mindestens 3 mal ausgeführt werden.

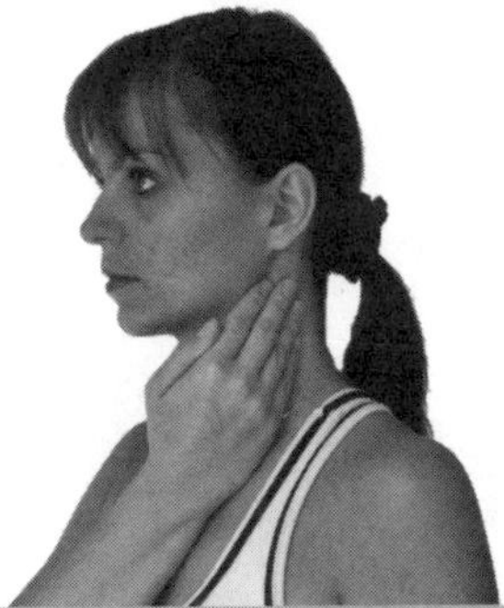

1.3.1 Halsbereich

vom Ohransatz hinunter in die Schlüsselbeingrube

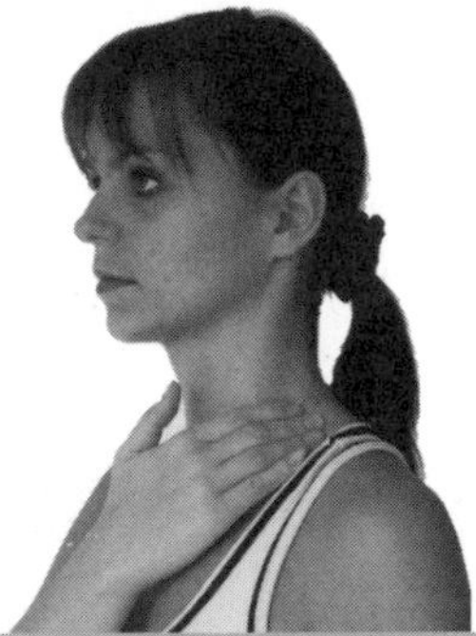

1.3.2 Halsbereich

leicht kreisende Bewegungen, ohne Druck, nur die Haut bewegen

vom Unterkieferwinkel in die Schlüsselbeingrube

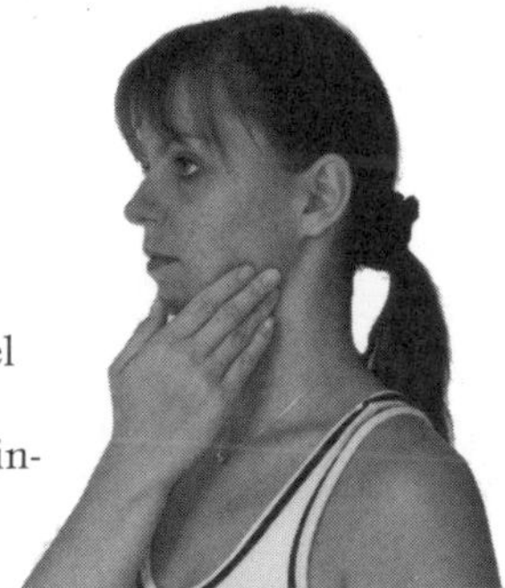

1.3.3 Halsbereich

von unterhalb des Kinns in die Schlüsselbeingrube

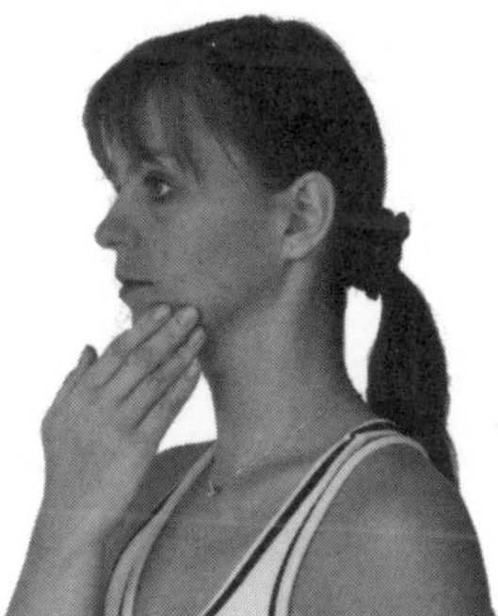

1.3.4 Halsbereich

1.4 Bauch

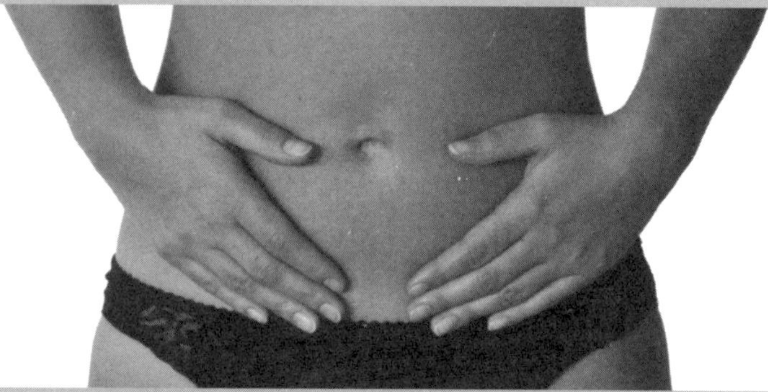

Beide Hände auf den Bauch legen und während der Ausatmung, ohne Druck, mit kreisenden Bewegungen die Haut gegeneinander verschieben (von unten nach oben). Solange massieren bis sich der Bauch warm anfühlt. (80 % unserer Lymphe befinden sich im Darmbereich)

2. Kopf - Nackenbereich

2.1 Lymphe im Halsbereich freistreichen mit leicht kreisenden Bewegungen

vom Ohransatz hinunter in die Schlüsselbeingrube
vom Unterkieferwinkel in die Schlüsselbeingrube und
von unterhalb des Kinns in die Schlüsselbeingrube massieren (siehe 1.3)

Stirn ringförmiger Gürtel um den Kopf

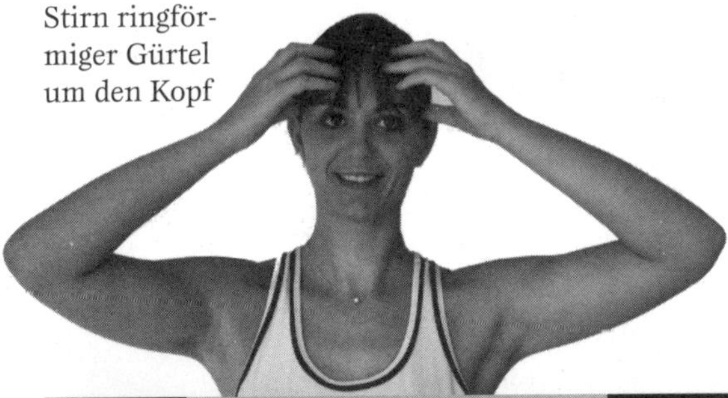

Nase beide Seiten

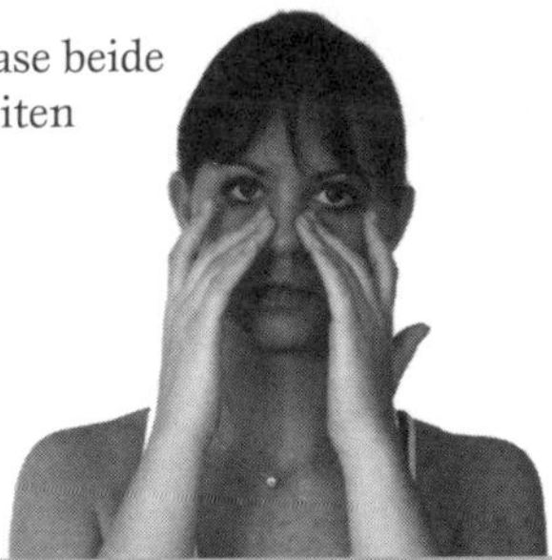

2.2.1 Freiklopfen

2.2.2 Freiklopfen

mit den Fingerspitzen leicht klopfende Bewegung

Jochbein bis zum Ohr und dann seitlich nach unten

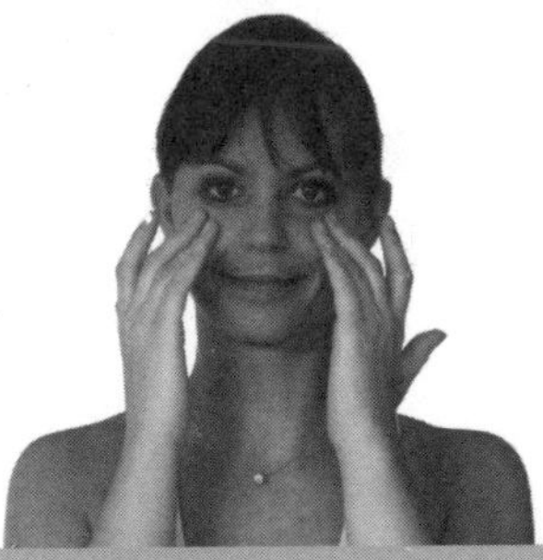

Hals ausstreichen

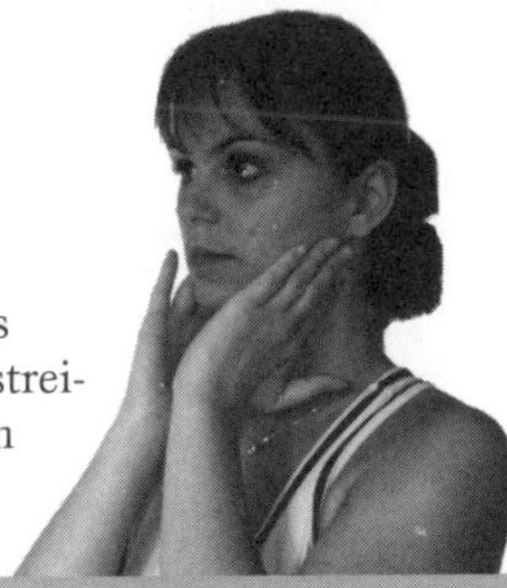

2.2.3 Freiklopfen

2.2.4 Freiklopfen

Hinterkopf

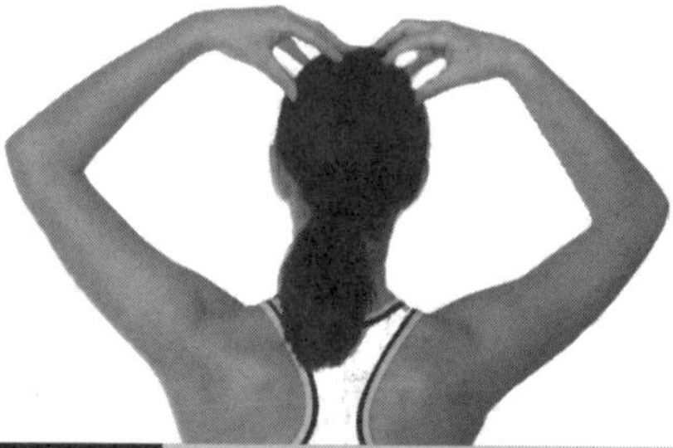

2.2.5 Freiklopfen

Schädelansatz

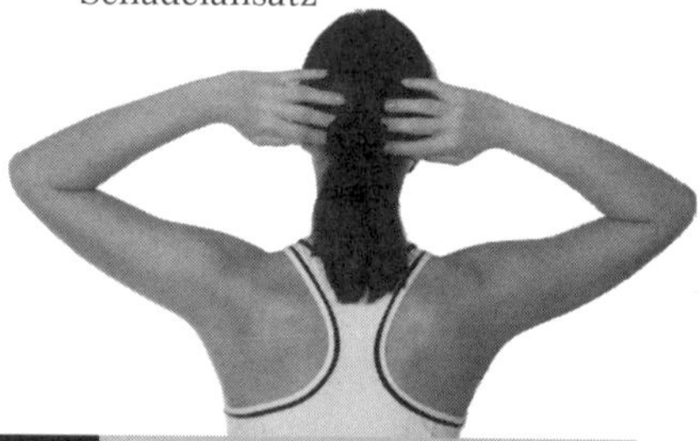

2.2.6 Freiklopfen

Nacken bis zum
Lymphsumpf[1]

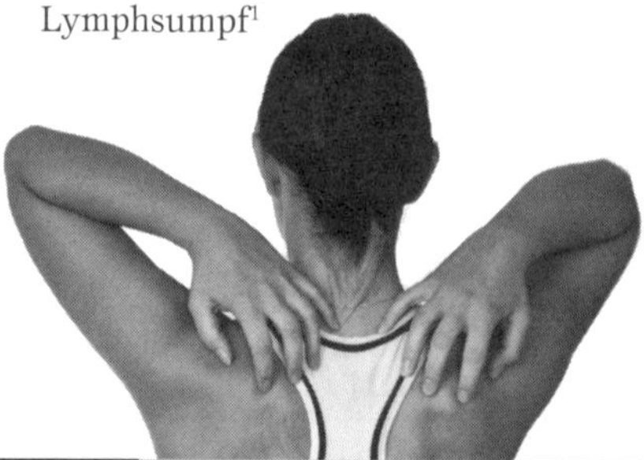

2.2.7 Freiklopfen

Schulterbereich
und Oberarme

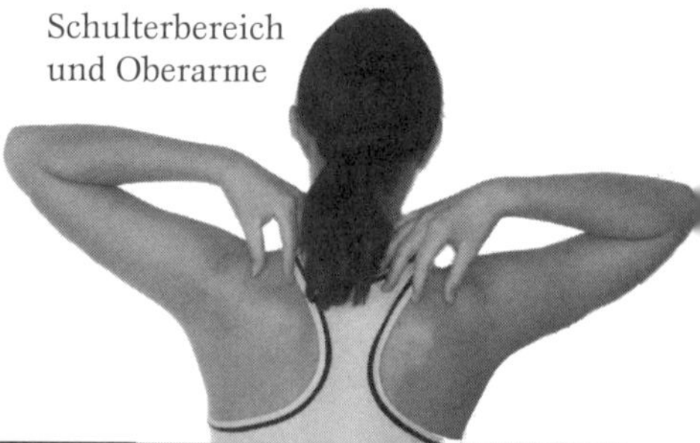

2.2.8 Freiklopfen

Zum Schluss noch 3x die Lymphe im Halsbereich mit leicht kreisenden Bewegungen freistreichen (siehe 1.3)

3. Schulter-Nacken-Bereich

Linker Arm auf linke Schulter legen, die rechte Hand fasst den linken Ellenbogen (zur Unterstützung). Mit dem Rollgriff[2] die Hautfalte der linken Schulter nach vorn ziehen.

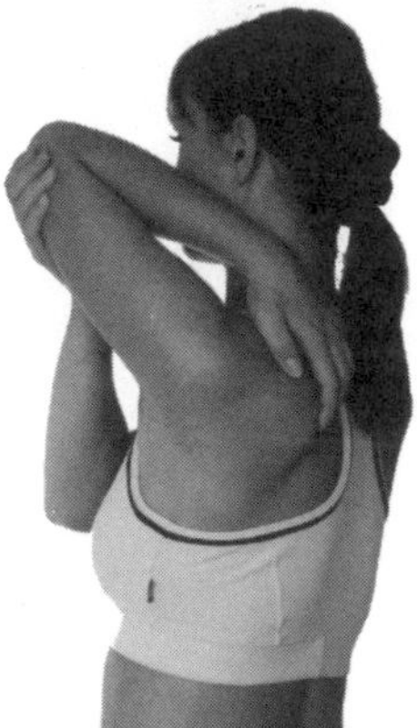

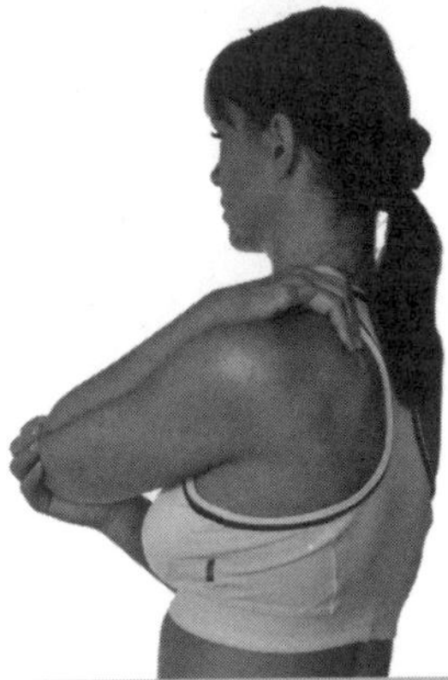

3.1 Lymphsumpf[1] und 7.Halswirbel frei massieren

3.1.2 Das gleiche rechts

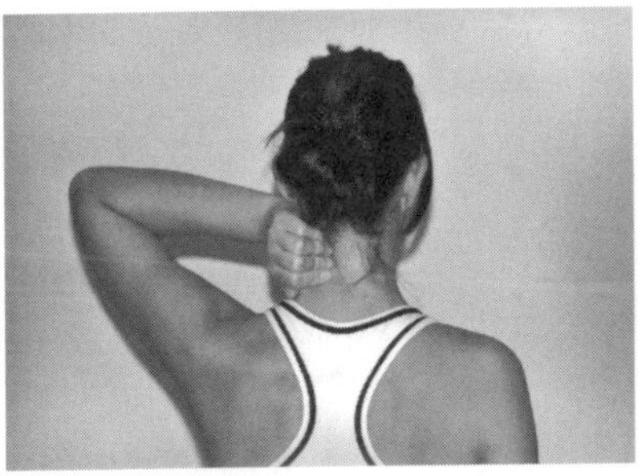

3.2 Nackenbereich rechts und links 3x mit dem Rollgriff massieren

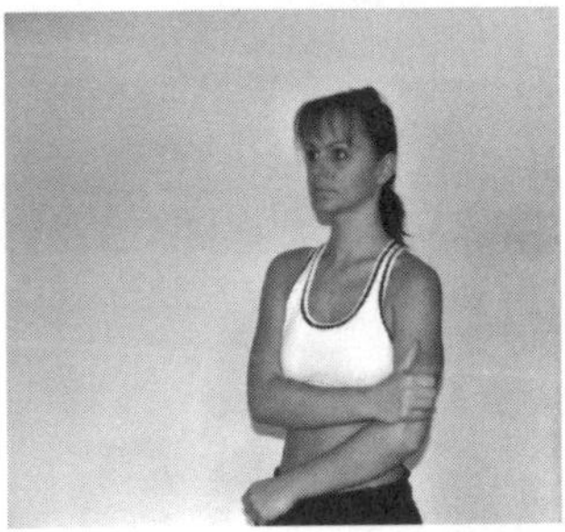

3.3 Oberarme mit dem Rollgriff von innen nach außen massieren

4. Rücken

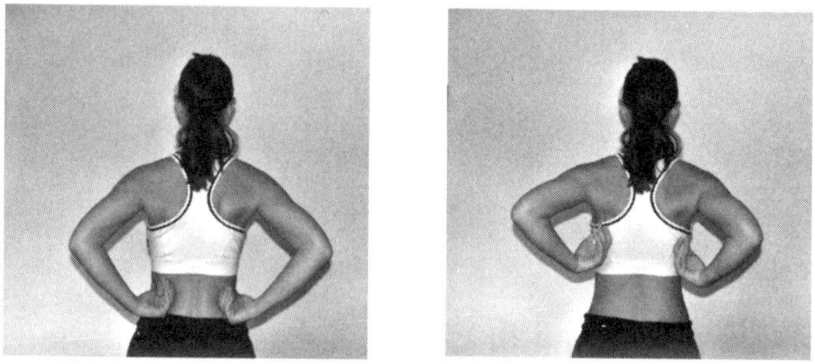

Hautfalte greifen, von innen nach aussen wandern und stufenweise von unten nach oben durcharbeiten

5. Brustkorb

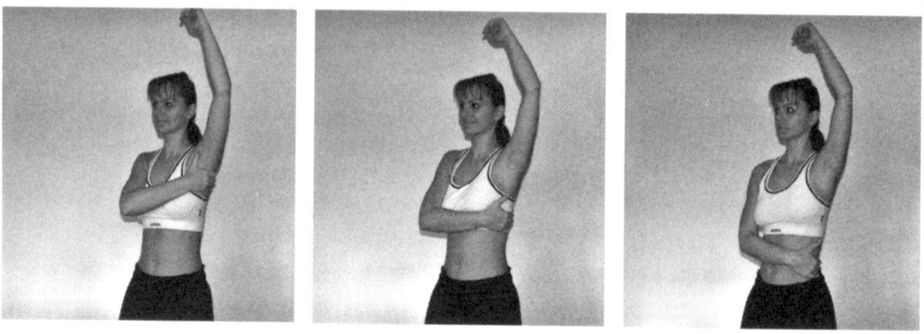

Mit der rechten Hand die Hautfalte über den rechten Rippenbogen von oben nach unten vorne ziehen. Das gleiche links.

6. Lendenbereich

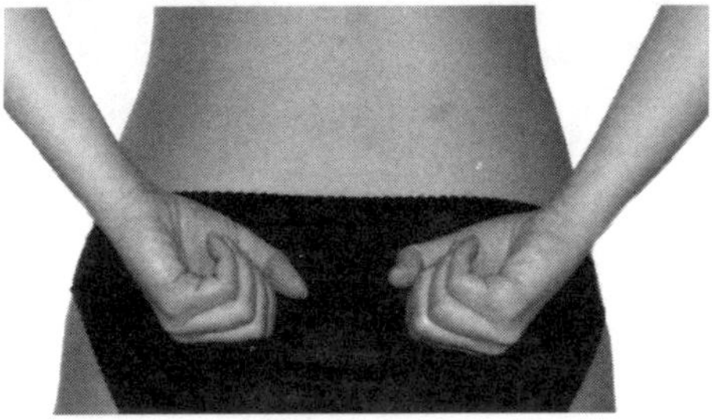

6.1 Mit beiden Fäusten das Kreuzbein reiben bis es warm wird

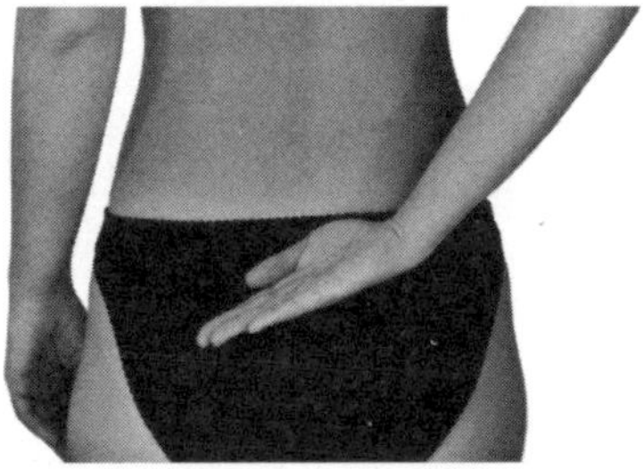

6.2 Sägegriff – Handkante auf den Steiß aufsetzen, schräg nach links unten das Gewebe durcharbeiten, bis es gut durchblutet ist, dann andere Seite.

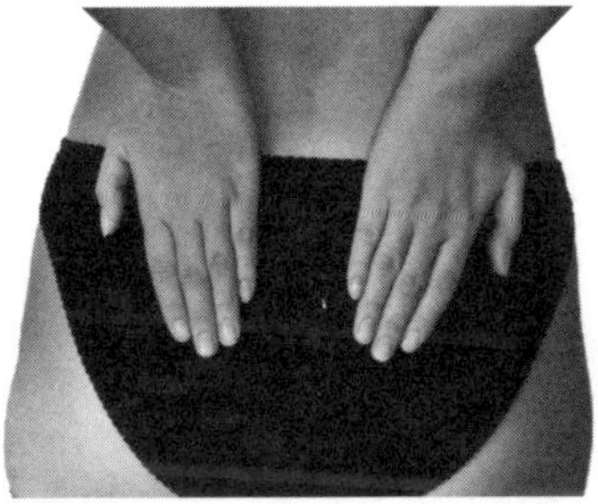

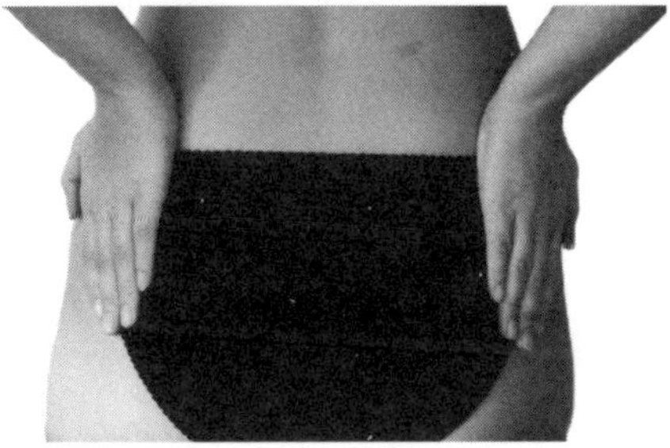

6.3 Zum Schluss Lendenbereich von innen nach außen 3x ausstreichen

Tipp! Bei Myomem und Zysten Olivenöl verwenden.

7. Bauch

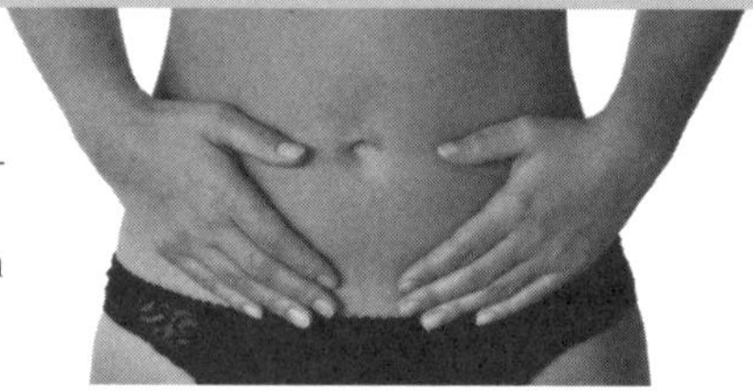

Beide Hände auf den Bauch legen und während der Ausatmung, ohne Druck, mit kreisenden Bewegungen die Haut gegeneinander verschieben (von unten nach oben). Solange massieren bis sich der Bauch warm anfühlt.
! Niemals eine schmerzende Stelle massieren, sondern nur die schmerzfreie Umgebung.

Tipp! Die Bauchmassagen kann man täglich mehrmals durchführen – gut für den Stoffwechsel.

8. Arme

Mit dem Rollgriff[2] zuerst den rechten Arm von innen nach außen massieren. Das gleiche links.

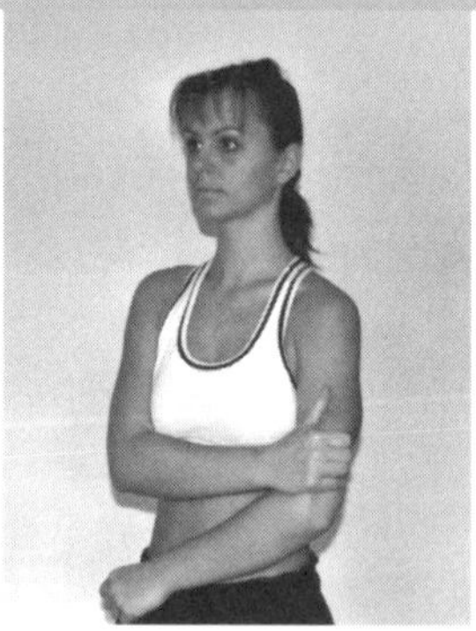

9. Lymphe im Leistenbereich

Mit beiden Händen leichte kreisende Bewegung, von unten Richtung Bauch.

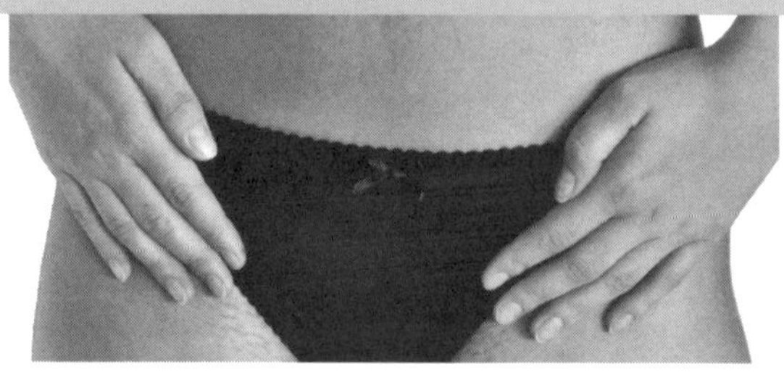

10. Beine

Die Beine nur massieren wenn der Rücken und der Bauch bearbeitet wurden. Immer von oben nach unten und von innen nach außen massieren. Mit dem rechten Bein beginnen! Bein auf einen Stuhl stellen.

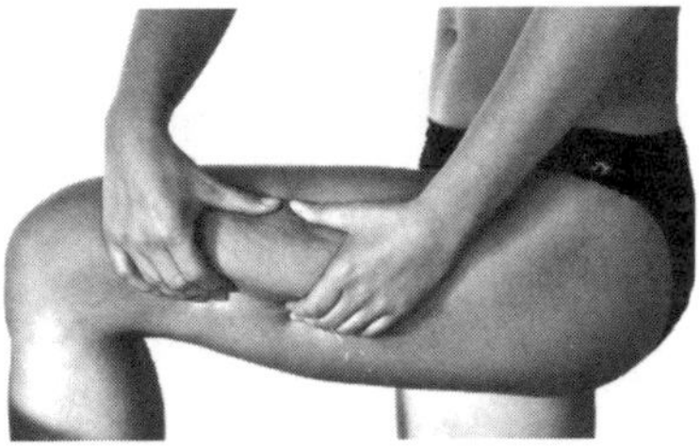

10.1 Mit dem Rollgriff[3] Oberschenkel 3x außen und 3x innen massieren.

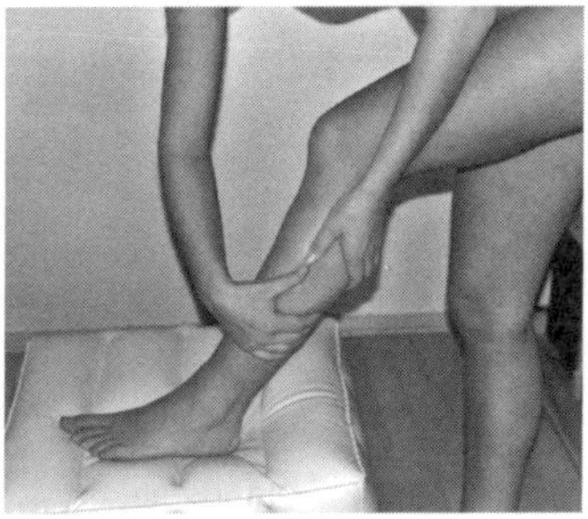

10.2 Mit dem Rollgriff[3] Unterschenkel 3x außen und 3x innen massieren.

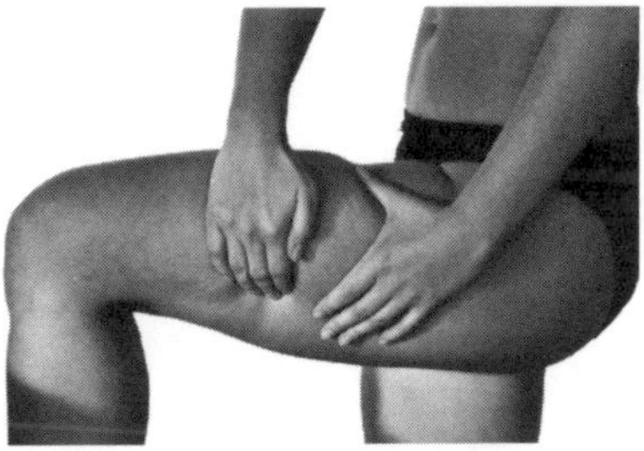

10.3 Mit dem Wechselgriff[4] Oberschenkel 3x außen und 3x innen massieren.

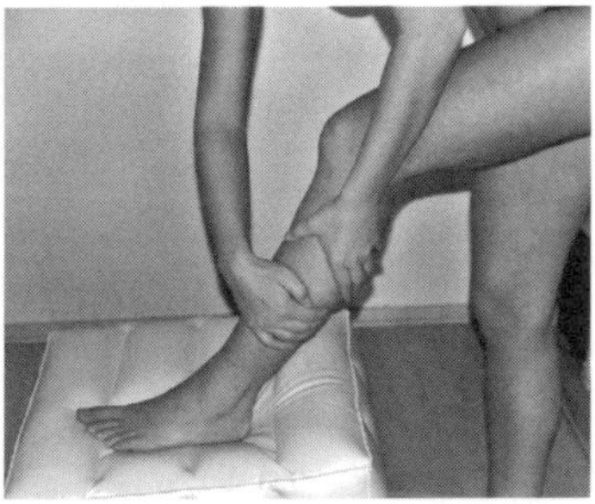

10.4 Unterschenkel mit dem Wechselgriff[4] 3x außen und 3x innen massieren.

10. noch Beine

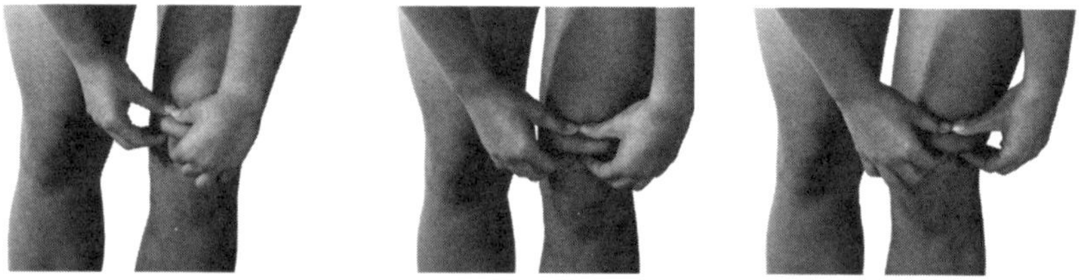

10.5 Mit dem Rollgriff um die Kniescheibe massieren.

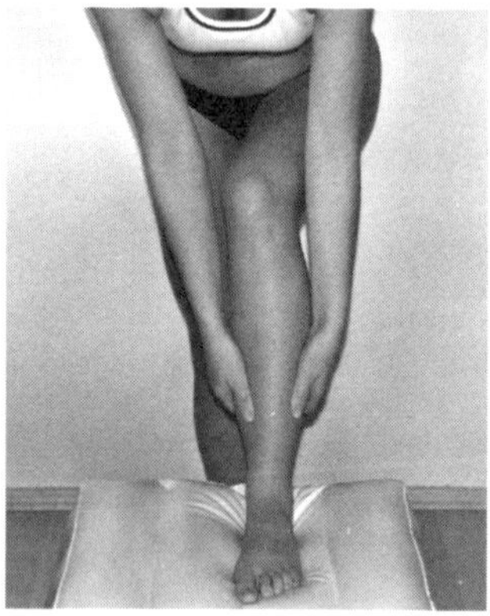

10.6 Bein von unten nach oben ausmelken.

11. Fußmassage

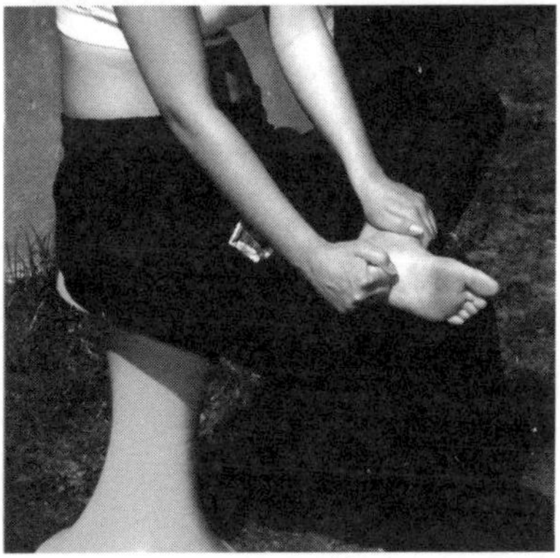
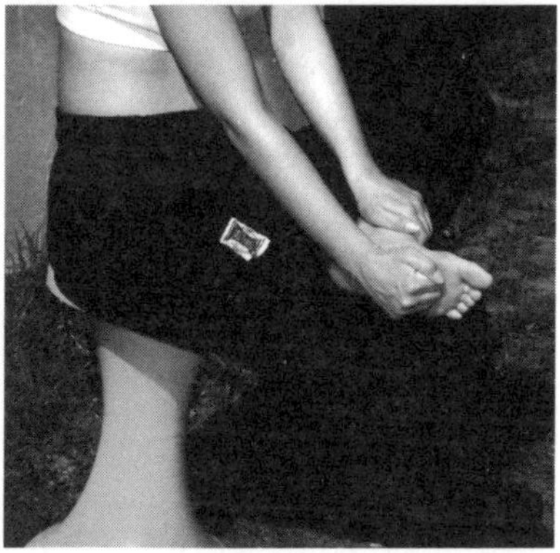

11.1 Fußsohlen mit den Fäusten von unten nach oben durchklopfen.
Zuerst rechter Fuß, dann linker Fuß.

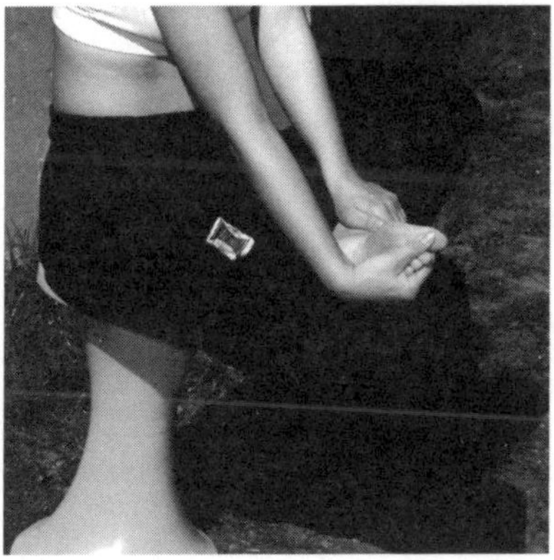
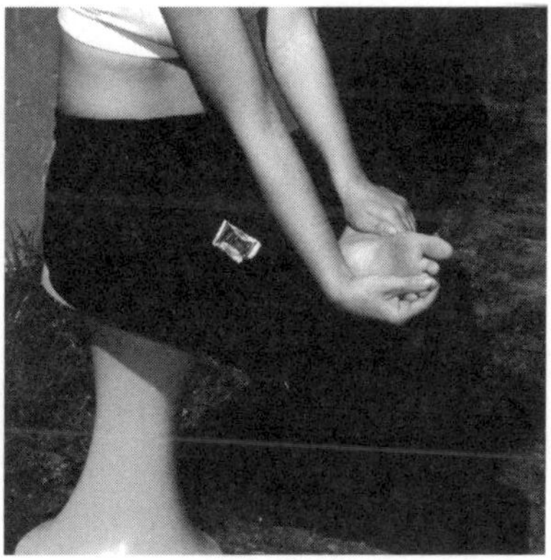

11.2 Zehen kräftig durchmassieren

11.3 Lymphbereiche am Fuß durcharbeiten

11.3.1
Die oberen Lymphbahnen befinden sich in den Zehenzwischenräumen und am Fußrücken (siehe 1 Punkt 1).

11.3.2
Die Lymphknoten in der Achselhöhle befinden sich an den Fußsohlen und am Fußrücken nahe der gelenkigen Verbindung zwischen kleiner Zehe und fünften Mittelfußknochen (siehe Punkt 4).

11.3.3.
Die Zonen der Brustdrüse liegen auf dem Fußrücken im mittleren Teil des Mittelfußes (siehe Punkt 2).

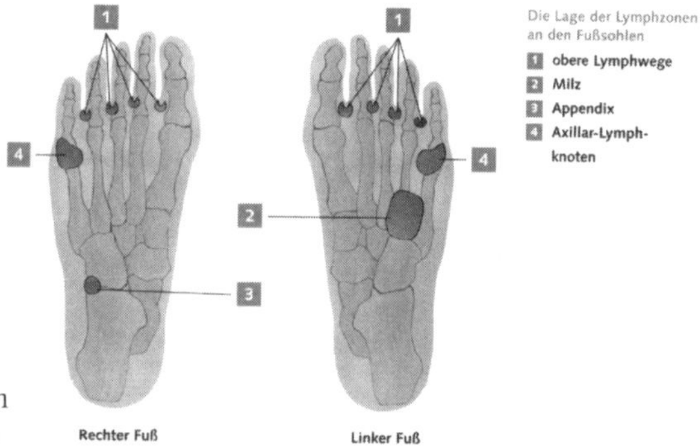

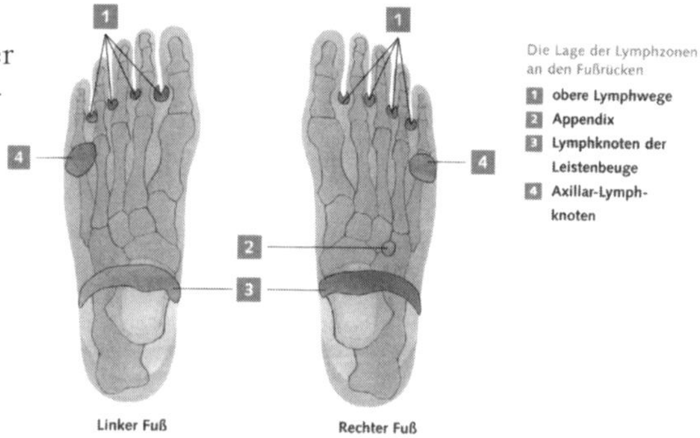

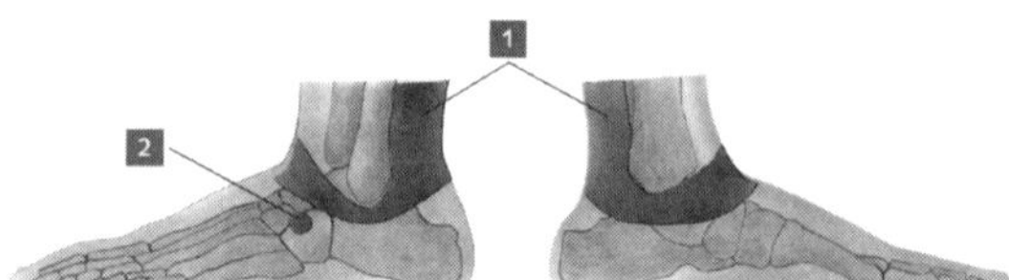

11.3.4
Die Lymphzonen der Leisten-und Beckenregion befinden sich an der Innen- und Außenseite des Fußes über dem Fußrücken (siehe Punkt 1; Punkt 2 = Appendix).

11.3.5 Fußgelenk 3x nach rechts und 3x nach links drehen.

11.3.6 Füße aufstellen und nachspüren.

12. Nachspüren

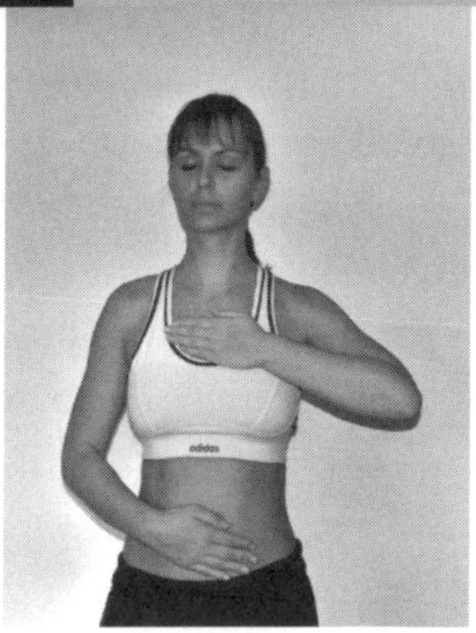

Rechte Hand auf den Nabelbereich legen, linke Hand auf die Thymusdrüse, kurz die Augen schließen und nachspüren (ganz bei sich sein).

13. Sich lösen

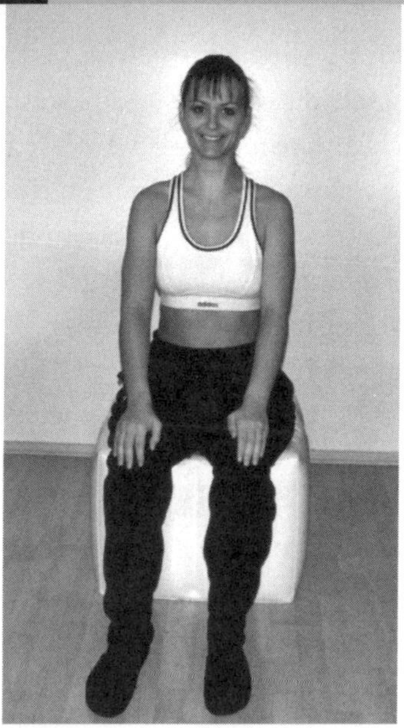

Beide Hände auf die Knie legen und 3x die „S-Atmung“[5] durchführen (Leberentgiftung).

1 **Lymphsumpf**: Ablagerungen, Verhärtungen im Bereich des 7.HWS bis zwischen die Schulterblätter reichend, auch Hormonbuckel oder Sorgenhügel genannt.

2 **Rollgriff**: Die Hautfalte zwischen Daumen und Fingern leicht hochziehen (wie ein Fell) - herziehen oder wegschieben nach eigenem Wohlgefühl.

3 **Rollgriff** mit beiden Händen die Hautfalte packen und mit den Daumen wegschieben. Bei Venenschwäche und Neigung zu Krampfadern leicht und ohne Druck arbeiten (Tipp: mehr Öl nehmen. Besonders gut, Roßkastanienemulsion oder -öl)

4 **Wechselgriff**: Die Hautfalte mit beiden Händen fassen im Wechsel rechts,links, rechts, links usw. ohne loszulassen , durcharbeiten.

5 **S-Atmung**: Mund leicht geöffnet, Zunge liegt entspannt auf dem Zungengrund, wir atmen mit dem Laut „S“ 3x aus, solange der Atem reicht.

Die Lymphe und ihre Bedeutung für unsere Gesundheit

Sie ist für unsere Gesundheit, ja unser Schicksal, von ganz besonderer Bedeutung. Und doch weiß kaum jemand darüber so richtig Bescheid. Dies gilt sowohl für Laien wie auch für Mediziner oder Forscher. Die Lymphe, eine Art „blasse Schwester des Blutes", ist ein noch weitgehend unbekanntes Wesen. Was man trotzdem bereits herausgefunden hat, setzt in Erstaunen: Im Lymphsystem sammelt und konzentriert sich ein Großteil des Immunapparates, der uns körperliche Unversehrtheit und Überleben erst ermöglicht. Außerdem vollzieht sich im Labyrinth der Lymphkanäle die Entschlackung (Entgiftung, Entsäuerung) des Körpers – auch dies eine der ganz grundlegenden Voraussetzungen für anhaltendes Wohlergehen. Die Heilkunde – selbst die ganzheitlich ausgerichtete – hat das Wissen um solche Zusammenhänge bislang sträflich vernachlässigt. Deshalb wollen wir die Rolle dieses Faktors im Körpergeschehen an dieser Stelle etwas näher beleuchten – mit konkreten Hinweisen für ein praktisches Reinigungsprogramm der Körpersäfte.

Die Lymphe und ihre Aufgaben

1. Bedeutung für den Stoffwechsel: Aufgaben sind hier z. B. der Transport von langkettigen Fettsäuren sowie die Milchverdauung. Dabei spielen die Lymphgefäße, Bahnen, Kapillaren im Bereich des Darmes eine zentrale Rolle. Emulgierte Fette werden aufgenommen und zur Verwertung weitertransportiert. Der Lymphe kommt es von Natur aus ursprünglich zu, diese z. T. lebenswichtigen, aber auch hochsensiblen Verbindungen in kleinen Portionen und wohldosiert ans Blut abzugeben – was bei der heutigen Fettüberladung des Stoffwechsels kaum zu schaffen ist.

2. „Kanalisation" des Körpers: Zentrales Sammelsystem für bestimmte Körperflüssigkeiten, mit dem „lymphpflichtige" Substanzen aus dem Körpergewebe eliminiert werden. Das Abwasser mit den enthaltenen Abfallstoffen fließt in die Kläranlagen (Lymphknoten), wird dort „durchgecheckt" (auch im Hinblick auf Antigene), gefiltert, weitgehend gereinigt und auf diese Weise „entschärft".

Die Lymphbahnen überziehen den ganzen Körper mit einem sehr viel feineren Geflecht als jenem der Blutgefäße. Besonders die Darmschleimhäute sind geradezu übersät mit einem engmaschigen Netz an Lymphkapillaren.

Etwa 10 % all jener Stoffe, die im Verlaufe des Stoffwechsels entstehen und vom Körper ausgeschieden werden müssen, sind „lymphpflichtig", müssen über dieses Abfließsystem entsorgt werden. Dabei handelt es sich um Gifte, die wir dem Körper von außen zugeführt haben (z. B. Lebensmittelzusatzstoffe, Verunreinigungen aus der Umwelt) sowie reguläre Stoffwechselabbauprodukte, Fäulnisstoffe und Ausscheidungen von Bakterien, Pilzen oder um abgestorbene bzw. abgetötete Keime (Bakterien, Pilze, Viren).

3. Kommandozentrale der Körperabwehr: Ohne ein intaktes Immunsystem gibt es kein Überleben. Die körpereigene Abwehr ist so etwas wie das A und O der Gesundheit, auf dem sich alle anderen Feinheiten aufbauen und erst entfalten können. Und zwischen diesem Kernstück unserer körperlich-geistigen Selbsterhaltung und der Lymphe gibt es innigste Verbindungen. Allein im Bereich des Darmes stellen die Kapillaren, Bahnen und Knoten der Lymphe „die Hauptmasse (80 %) des Immunapparates" (H. Weiss) dar, insbesondere im Bereich des Dünndarms („Peyersche Plaques"). Anatomisch gesehen „ist das lymphatische System weitgehend identisch mit den Organen des Immunsystems" (R. Schirmohammadi u. B. Werner). Die hochspezialisierten und differenzierten Vorgänge der Körperentgiftung und der Abwehr z. B. von Bakterien und Viren oder anderer körperfremder Stoffe (Antigene) sind im Körper also „verschwistert", gehen Hand in Hand. Deshalb zieht eine Beeinträchtigung der Lymphe und ihrer Zusammensetzung und Fließfähigkeit immer auch beide Seiten der „Körperhygiene" in Mitleidenschaft: Der Organismus verschlackt mehr und mehr und das Immunsystem erlahmt. **Die Klärung der Lymphe sowie die Reinigung der Lymphwege müssten deshalb im Grunde bei jeder ursächlichen Therapie am Anfang der Behandlung stehen oder diese zumindest begleiten.**

Dreimal um die ganze Welt

Ein dichtes Netz von Knoten, mehr oder weniger dick (1–25 mm), durchzieht unseren Körper. Es handelt sich dabei um ganz „zentrale Stellen der Lymphzirkulation“ und des Immungeschehens. Was sich innerhalb dieser „Knotenpunkte“ abspielt, entscheidet oft über Leben und Tod.

Etwa 2 Liter Lymphe werden pro Tag im Organismus gebildet. Sie ist im Körper geradezu universell anzutreffen – Probleme mit dieser Körperflüssigkeit sind deshalb immer ernster Natur. Fast überall wo Zellen sind, findet sich auch die Lymphe, verlaufen entsprechende Gefäße. Durch diese Allgegenwärtigkeit und die Verzweigungen der transportierenden Bahnen gewinnt das Drainage-System geradezu unvorstellbare Dimensionen. Buchhalterisch exakt aneinander gereiht, kommt so ein Kanalnetz (Gefäße, Bahnen, Kapillaren) von ungefähr 120.000 Kilometern oder mehr zusammen, was ungefähr dem dreifachen Erdumfang entspricht. Die Lymphbahnen bringen es damit auf ein deutlich längeres Wegenetz als etwa der (rote) Blutkreislauf.

Der „Lymphstau“

Verschlackungen im Bereich der kleinen Lymphgefäße („Kapillarverstopfung“), zähflüssige, schwer abfließende Lymphe – solche Störungen sind weit verbreitet, werden aber doch kaum je rechtzeitig bemerkt. Denn unmittelbare Symptome, unüberhörbare Warnsignale gibt uns der Körper hier nicht etwa in Form von Schmerzempfindungen. Allenfalls stellen sich Leistungseinbußen oder eine Neigung zu Migräne ein – solche Beschwerden können jedoch tausenderlei Ursachen haben und sind deshalb kein unverwechselbarer Fingerzeig.

Folgenlos bleibt der Stau in den Lymphbahnen jedoch auf lange Sicht ganz und gar nicht. In jungen Jahren sind es die Kinderkrankheiten (Mumps, Masern, Windpocken, häufige Mandelentzündungen), die durch stockende Lymphe und deren Überladung mit ungeeigneten (Milch-)Fetten hervorgerufen bzw. verstärkt werden. Später kommen allergische Reaktionen, Ekzeme, Asthma hinzu. Es stellt sich eine allgemeine Anfälligkeit gegen chronische Leiden ein, begleitet von Gleichgewichtsstörungen, Augenleiden, Schwerhörigkeit, Müdigkeitsgefühlen in den Beinen: die Leistungsfähigkeit lässt nach, der Mensch fühlt sich vor der Zeit erschöpft und verbraucht. Die Probleme haben dabei ihren Ursprung oft in der „Wurzel des Leibes", also dem Darm, der beim Zivilisationsmenschen grundlegend in allen seinen Teilen gestört ist (Magen, Dünn- und Dickdarm). Gerade in diesem Bereich ist oft ein Rückstau in den Darmlymphbahnen zu beobachten (sog. „Radixödem").

Das Lymphsystem und seine Bedeutung

nach Josef Karl und Dr. med. A. Kumpf

Ein intaktes Lymphsystem ist entscheidend für

1. die Infektabwehr

2. die Entgiftung der Umweltnoxen

und letztlich auch 3. ob eine Präkanzerose und ein Krebs entstehen können oder nicht.

Nach Dr. med. A. Kumpf treten „alle Viren durch das lymphatische System" in den Organismus ein.

Mögliche Leiden auf der Basis von Lymphstaus

nach Dr. Helmut Weiss

Kopfschmerz/Migräne, Nackensteife, Infektanfälligkeit, Nasennebenhöhlenentzündung, Angina, chronisch verstopfte Nase, Heuschnupfen, Asthma, chronische Bronchitis, Fehlsteuerungen des Immunsystems (Auto-Immun-Krankheiten), Krebsneigung, Prostatavergrößerung, Elephantiasis („dicke Unterschenkel").

Die Gründe für den zähen Lymphfluss

1. Zuviel -tierisches- Fett. Ein Übermaß – wie es heute die Regel ist – erweist sich hier als fatal, besonders in Verbindung mit dem falschen Fett. Ausbeute dabei: 140 g pro Tag. 60 g würden es ohne weiteres tun. Manche Völkerschaften essen noch erheblich weniger davon, ohne irgendwelchen Mangel zu leiden, und wirklich essentiell 30 – also überlebenswichtig und unbedingt zufuhrnotwendig – sind gar nur 10 g. Dieses Mini-Quantum betrifft bestimmte mehrfach ungesättigte Fettsäuren (Linolsäure, Linolensäure, Arachidonsäure), die der Körper bei Bedarf nicht selbst aus anderen Grundstoffen herzustellen vermag. Entsprechende Verbindungen finden sich vornehmlich in Pflanzen (Samen, Früchten).

2. Ein Übermaß an Nachschub. Typisch ist heute die chronische, nicht nur kurzfristige Überladung der Kanalisation über Jahre hinweg vor allem durch fehlerhafte Ernährungsgewohnheiten und Wohlstandskost.

3. Zuviel (tierisches) Eiweiß. Zur Bürde wird dieser eigentlich für uns unentbehrliche Stoff auf indirektem Wege. Auch beim Eiweiß mästet sich der Zivilisationsbürger selbst, mutet sich unbekömmlich happige Portionen zu. Die Überschüsse belasten einmal den Stoffwechsel (Harnsäureüberschuss bei Fleischkost); es kommt – wie Prof. Lothar Wendt gezeigt hat – darüber hinaus zu Einlagerungen von Eiweiß ins Zwischenzellgewebe (siehe Einleitung). Dort behindern diese Ablagerungen dann die Mikrozirkulation, also sowohl die Versorgung der Zellen mit Nähr- und Wirkstoffen als auch den Abtransport der Ausscheidungsprodukte und sonstigen verbrauchten Substanzen über die Lymphkapillaren. Das Quellgebiet der Lymphe wird zur zähen, undurchdringlichen Masse.

Tipp:

Meiden Sie ein Übermaß an (tierischem) Eiweiß. Probieren Sie Alternativen aus: z. B. ➡ Mandelmilch statt Kuhmilch. ➡ Tofu statt Quark. ➡ schmackhafte pflanzliche Brotaufstriche statt Wurst oder Käse.

Konkrete Ernährungstipps zur Verbesserung des Lymphflusses

- ➡ Steigen Sie um von träge machenden tierischen Fetten auf **pflanzliche Öle**. Letztere müssen kaltgepresst sein, und die dabei verwendeten Ölsaaten sollten **aus Öko-Anbau** stammen. Bezugsquellen: Bioläden, Reformhäuser.

- ➡ **Meiden Sie hocherhitztes Fett** (Gebratenes, Fritiertes). Gleiches gilt für versteckte Fette. Enthalten sind diese, z. T. in Form von besonders schädlichen trans-Fettsäuren, in vielfältigen Fertigprodukten, z. B. Fertigsuppen, Mayonnaise, Dressings, (Müsli-)Riegeln, Snacks, Knabbergebäck – und natürlich in Wurst und Käse.
- ➡ **Vorsicht bei Milch**. Schon bei Kindern kennt man den sog. Lymphatismus (u. a. mit Schwellung der Lymphdrüsen), ausgelöst durch den Genuss von Kuhmilch. Dadurch werden verschiedenartige sog. Kinderkrankheiten gefördert. Beim Heranwachsenden und Erwachsenen äußert sich dies dann in vermehrter Schleimbildung – z. B. in der Nase und den Nebenhöhlen – und einer Anfälligkeit für Nahrungsmittel-Unverträglichkeiten sowie Allergien. Bei chronischem Verlauf stellen sich zahlreiche Zivilisationskrankheiten ein – bis hin zum Krebs.

Zitat: „Die Milch ist der größte Feind unseres Lymphsystems“ (Dr. H. Weiss).

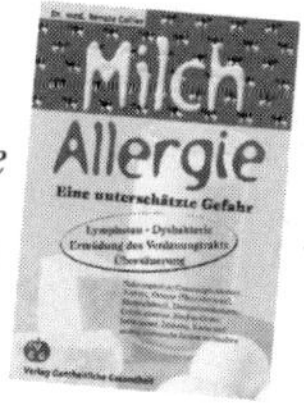

Lesen Sie dazu den Ratgeber aus unserem Verlag: Dr. med. Renate Collier: Milchallergie! (ISBN 3-927124-29-X, 64 Seiten, DM 13,50, siehe auch Buchanhang).

Lymphorgane – „Wachposten“ entlang der Verdauungswege

Hätten Sie's gewusst: Auch der Blinddarm gehört zum umfassenden lymphatischen System des Körpers. Er bzw. sein mitunter heikel-empfindsamer Wurmfortsatz ist durchaus nicht überflüssig oder nur lästig, wenn er sich plötzlich entzündet. Auch dieses „Organ“ dient als Filter innerhalb des Lymphflusses und ist für die Abwehr von unerwünschten und gefährlichen Eindringlingen wichtig.

Solche Wachposten befinden sich überall entlang der Verdauungswege (u. a. Thymusdrüse und Milz). Dies beginnt schon ganz oben, im Bereich der Kehle, mit den Mandeln (dem „lymphatischen Rachenring“ aus Zungen-, Gaumen- und Rachenmandeln). Gerade diese hochspezialisierten Abwehrorgane werden im Kindesalter bei regelmäßig auftretenden Anginen (Mandelentzündungen) oft leichtfertig entfernt, statt dass versucht wird, den Abwehrstatus der kleinen Patienten zu verbessern. Üblicherweise würde schon der Verzicht auf Kuhmilch(-Produkte) genügen, um die quälenden, ständig wiederkehrenden Beschwerden zu beseitigen.

Ein „Amazonas“ des Körpers: Der Milchbrustgang

Innerhalb des Lymphsystems gibt es ein „Rom“, zu dem alle Wege führen: den Ductus thoracicus (Milchbrustgang). Ob die Lymphe nun im Darm, den Armen, im Bereich des Kopfes oder der Beine gebildet wird – die milchigblasse Flüssigkeit strebt auf Einbahnstraßen ohne Wiederkehr zur Mitte, um sich dort zu einem einzigen Strom zu vereinigen und -weitgehend gereinigt und aufgearbeitet- in Höhe des rechten und linken Schlüsselbeins in die Arm-Hals-Vene einzumünden.

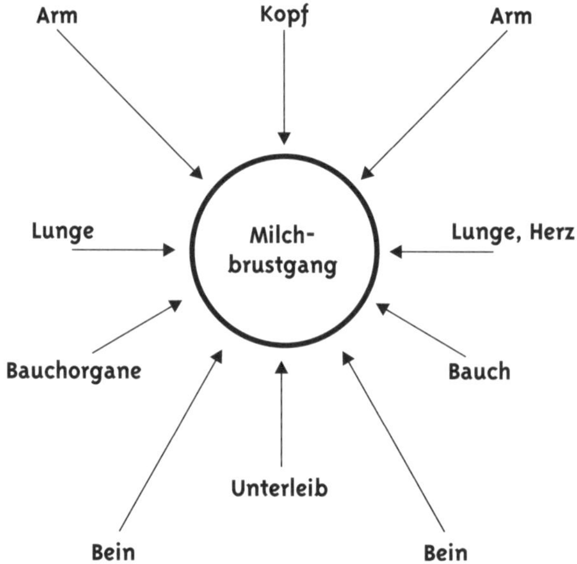

Aus dem Zwischenzellgewebe gelangt die Lymphe über die „Kläranlagen“ (Lymphknoten) in den zentralen Milchbrustgang und von dort in den Blutkreislauf.

Stau mit bösen Folgen – Kaskade der Komplikationen

Stockend und träge schleppt sich der einst sprudelnde Quell der Lymphe bei den meisten Erwachsenen (zumindest in den Wohlstandsländern) dahin: die Kanalisation ist verstopft, der Betroffene fühlt sich nicht wohl, weiß aber nicht warum.

Die Folgen des „Nichts-geht-mehr“ sind gravierend, denn Leben erfordert einen ständigen Austausch, kann nur durch ständige Erneuerung erhalten und gesichert werden:

➡ Die Einsatzkräfte der Körperabwehr haben einen schweren Stand und finden oft kein Durchkommen: effektive Kommunikation findet innerhalb des Immunsystems kaum mehr statt. Nur so wird verständlich, wie sich z. B. Mykosen in unserem von Natur aus gut gewappneten und abwehrstarken Organismus ausbreiten können. Lymphstau ist eine schwere Hypothek für den Körper. Unzählige Rückzugsgebiete mit gefährlichen Keimen oder entarteten Zellen, überbordende Giftdepots können sich an vielen Stellen des Körpers unbemerkt herausbilden: die Zeitbombe tickt.

➡ Die Lymphe staut sich zurück ins Gewebe, und dies verursacht dort „an genetisch schwach veranlagten Stellen entsprechende Krankheiten“ (Dr. Helmut Weiss). Wir alle beherbergen solche Schwachstellen im Erbgut lebenslang, und sie bilden eine Art Pandorabüchse, die wir wohlweislich nicht unachtsam öffnen sollten. Es handelt sich um Dispositionen, die ein höheres Risiko bewirken, beispielsweise an Altersdiabetes oder Bluthochdruck zu erkranken. Der selbstgemachte Lymphstau beim Menschen bildet einen bislang von der Medizin kaum beachteten Wirkmechanismus und erklärt, wie sich durch Fehlverhalten in der Lebensführung aus solchen Neigungen schließlich tatsächliche Krankheiten manifestieren.

So halten Sie das Lymphsystem intakt

Acidose-Selbstmassage

Das wichtigste Mittel, ein zentrales Kernstück zur Entsäuerung über die Lymphe und zur Pflege der körpereigenen Kanalisation halten Sie mit diesem Buch in den Händen: Die Acidose-Selbstmassage. Sie wurde von Rosemarie Holzer nach dem Vorbild der Acidose-Therapie entwickelt, die einst Dr. med. Renate Collier erfolgreich – ihrerseits an alte Vorbilder wie etwa Dr. F. Sander anknüpfend – einführte und einem weiteren Kreis von Therapeuten und Laien bekannt machte.

Praktizieren Sie diese Methode regelmäßig. Der Lohn der geringen Mühe wird in gesteigerter Bewusstheit und umfassendem Wohlbefinden ausgezahlt – in der „härtesten" Währung im Leben überhaupt: der Gesundheit. Denn ohne sie ist, wie schon Schopenhauer wusste, „alles nichts".

Wie Sie die Entsäuerung und Lymphklärung zusätzlich unterstützen können

Trockenbürsten sollte eine Selbstverständlichkeit sein. Hierbei haben wir es mit einem höchst einfachen aber doch belebenden Mittel zur Anregung des Lymphflusses zu tun. Die Anregung kommt aus der Peripherie des Körpers und pflanzt sich stimulierend, reflektorisch und auch ganz handfest fort: Denn allein durch das kräftige Bearbeiten der Haut und der oberflächlichen Körperpartien werden enorme Mengen von lymphatischer Flüssigkeit in Bewegung gesetzt und so Austausch und Reinigung des Zellmilieus angestoßen.
Trockenbürsten wirkt also nicht nur auf die Haut, hilft dort quasi beim Mausern (Abwerfen der verbrauchten Hautschichten) und verbessert die Durchblutung. Es ist eine unverzichtbare tägliche Zuwendung, die wir uns im Interesse eines stoffwechsel- und austauschaktiven Organismus und vitaler Organfunktionen bewusst gönnen sollten, beispielsweise nach dem Duschen.
Praktische Anleitung: Vorzugsweise am frühen Morgen durchführen und zwar

für ungefähr 5 bis 10 Minuten. Wer es da nicht packt, kann die Übung vor dem Schlafengehen nachholen. Als Handwerkszeug sind z. B. richtige Massage-Bürsten mit Naturborsten und Stiel nicht schlecht. Denn dadurch kann man bequem an entlegene, unzugänglichere Stellen am Rücken gelangen. Ein etwas größerer (Handgröße) und gröberer Sisal- oder Luffa-Handschuh (Luffa ist ein relativ harter, natürlicher und vielseitig verwendbarer Schwamm) tut's jedoch auch und ist für den größten Teil des Körpers das probateste Hilfsmittel.

Wir beginnen bei den Beinen (Fußrücken; rechts geht beim Trockenbürsten vor links), immer mit kreisförmigen Bewegungen. Dann kommt die „Rückseite" an die Reihe, und wir streichen beginnend bei den Fußsohlen hoch zum Oberschenkel und Gesäß. Als nächstes nehmen wir uns Hände und Arme vor; auch hier, beginnend von den Fingerspitzen, zuerst die Außen-, dann die Innenseite. Danach widmen wir uns dem Rücken, verweilen mit großen, kreisförmigen Strichen im Uhrzeigersinn beim Bauch und landen schließlich bei der Brust (hier immer in Richtung Brustbein massieren) und beim hochsensiblen Nacken. Für das Gesicht und den Kopf nehmen wir am besten ein Frottee-Handtuch. Überhaupt empfiehlt es sich, am Anfang nicht zu forsch vorzugehen. Die Reize auf Haut und Gewebe sollten noch steigerungsfähig sein, und Hautverletzungen dürfen dadurch erst recht nicht entstehen (ist bei Bürsten aus synthetischen Fasern schnell passiert).

Ergänzen sollte man diese – wichtigste – Maßnahme zur Beschleunigung des Lymphumsatzes durch möglichst viel Sonnenlicht, Sauerstoff und Bewegung:

Bewegung – Schwung für die Peripherie! Lymphe will bewegt sein, und dafür müssen wir selbst sorgen. Die Lymphe hat kein Herz in der Hinterhand, mit dessen Pumpleistung sie durch die Adern getrieben werden kann. Körperaktivität, den ganzen lieben langen Tag lang, muss den aktiven Stoffaustausch bis in die Fingerspitzen tragen.

Dies spüren wir ganz besonders im Winter, bei Minusgraden: Wenn wir von Kopf bis Fuß gut durchblutet sind (z. B. nach einem Saunagang), können wir uns unbeschadet nackt im Schnee wälzen. Wenn nicht, drohen Erfrierungen, gerade an den „äußersten Enden" des Körpers (Finger, Zehen, Nasenspitze).

Mit Gymnastik sorgen Sie für eine Anregung des Lymphflusses gerade an der vernachlässigten Peripherie. Beim Schwimmen wird der Körper – durch Bewegungsreize und den sanften Druck des Wassers – gewissermaßen schonend und rhythmisch „ausgewrungen".

*Naturärzte raten deshalb bei der Urlaubsplanung mit einigem Recht zur „***Reiztherapie***" z.B. im Hochgebirge oder am Meer. Anregende Impulse durch Witterung und besondere Klimaverhältnisse stellen Forderungen an Kreislauf und Anpassungsvermögen und mobilisieren damit alle Körperregulationen. Frische Luft, lange Aufenthalte im Freien, bringen auch frischen Wind in den Lymphstrom.*

Eine weitere Möglichkeit zur Belebung des lymphableitenden Systems ist die ➡ **Dauerbrause**, wie sie in einigen Sanatorien angewandt wird. Dort gibt es besondere Vorrichtungen: Die Brausen werden mittels einer Schiene bewegt und besprühen den Körper des Patienten ohne großen Druck jedoch aus etwa 2 m Höhe mit warmem Wasser von 38–42° C. Für den Hausgebrauch kann man auch den Duschkopf der Badewanne verwenden: schieben Sie ihn ganz nach oben und lassen Sie sich berieseln. Dabei müssen natürlich Sie selbst sich bewegen, damit der ganze Körper bestrichen wird (immer von der Peripherie zur Mitte!). Oder: Gehen Sie wie beim Trockenbürsten vor und duschen Sie sich beginnend mit dem Fußrücken zweimal täglich warm ab. Stellen Sie die Stärke des Wasserstrahls so ein, dass es noch angenehm ist.

Und schließlich: Machen Sie das Abtrocknen des Körpers zur leichten Lymphdrainage, indem Sie ein recht raues Handtuch verwenden und sich kräftig von den Extremitäten hin zur Körpermitte abreiben.

Tipp: Eine weitere therapeutische Variante und Empfehlung ist die ➡ Unterwasser-Druckstrahlmassage. Informationen dazu erhalten Sie von ausgebildeten Physiotherapeuten.

Weitere Hilfen zur Entwässerung und Anregung des Lymphflusses

Die Gewebe, Schleimhäute und Gefäße im Bereich des Darmes sind beim Zivilisationsbürger oftmals richtiggehend aufgequollen. Hier staut sich ein Großteil der Lymphe mit allen damit verbundenen Risiken für unser Wohlergehen.

Doch auch in diesem Fall gibt ganz vorzügliche Rezepte, um einem solchen Rückstau abzuhelfen:

- ➡ Eines davon wurde von der Natur ersonnen: Das **Atmen**. Der Mensch hat diesen vitalen Vorgang durch Nervenstress (lässt den Atem stocken) und falsche Lebensorganisation zu eine höchst oberflächlichen Ereignis verflacht – und damit zugleich eine der wichtigsten „serienmäßig“ eingebauten Lymphdrainagen lahmgelegt. Lernen Sie wieder „bauchbewegt“ zu atmen: in den Bauch hinein, so dass sich die Decke (und das Zwerchfell) hoch aufwölbt – und aus dem Bauch heraus, wobei die Bauchdecke so weit angezogen wird, wie nur eben möglich. Praktizieren Sie dies jeden Tag, morgens und abends, am besten auch in der Mittagspause. Lassen Sie diese Atmung zur Gewohnheit werden.

➡ Zum anderen gibt es eine weitere faszinierende manuelle Hilfe, entwickelt von der Ärztin Dr. Renate Collier: die **Bauch-Selbstmassage**. Diese ist eine Art Beatmung des Bauches von außen, und sie muss ebenfalls äußerst behutsam durchgeführt werden: Die Bewegungen sollen mehr einem Lufthauch entsprechen, als dass der Übende mit ihnen Druck ausübt. Geschmeidige Sanftheit bezwingt hierbei die Härte, und auf diese Weise kann gerade am Hauptsitz des lymphatischen Systems, dem Bauchraum, oft mit helfender Hand überraschend schnell und wirksam eingegriffen werden. Schon das Handauflegen hilft in vielen Fällen: Durch leichten Druck, einfühlsame Manipulationen im Rhythmus mit den Zwerchfellbewegungen, kann die Bauchselbstmassage zur Normalisierung vielfältiger Organstörungen und einer beschleunigten Entschlackung und Entsäuerung über die Lymphwege führen.

Möglichkeiten für solche sanften Spezial-Bauchmassagen bieten die im Anhang aufgeführten Säure-Fasten-Praktiker an.
Überhaupt zählt das Fasten zu den wichtigsten Hilfsmitteln für die Entsäuerung und Reinigung der Zellen und der Lymphe. Unterstützt werden kann und soll die Klärung des Zwischenzellgewebes deshalb durch eine spezielle Form der Nahrungsenthaltung, dem Säure-Fasten nach **Rosemarie Holzer**, eine wichtige Unterstützung von innen, da Lymphverhärtungen zweifellos durch saure Stoffwechselschlacken ausgelöst werden können.

Spezielle (natur-)medizinische Interventionen

Die Lymphdrainage. Hier haben wir es mit einer richtiggehenden Therapie zu tun, einschließlich Gegenanzeigen (Tumore, akute Entzündungen und Thrombosen, Asthma), und tunlichst nur von ausgebildeten Fachkräften ausgeübt. Zum Einsatz kommt das von dem dänischen Biologen Dr. Emil Vodder und seiner Frau bereits 1932 entwickelte Verfahren bei Ödemen, also Ansammlungen von Wasser und Lymphflüssigkeit in den Geweben z. B. nach Brustkrebs-Operationen (Nachsorge), Sportverletzungen und einigen Erkrankungen im Hals-Nasen-Ohren-Bereich. Allein in Deutschland gibt es etwa 120.000 Lymphödem-PatientInnen.

Ansprechpartner ist in solchen Fällen der Haus- oder Facharzt. Er kann entsprechende Behandlungen verordnen.

Die traditionelle Naturheilkunde hält in ihrem Behandlungsschatz weiterhin noch eine **Ausleitungstherapie mit Blutegeln** bereit. Auch dieses Verfahren gehört natürlich nicht in den Bereich der Selbsthilfe, sondern in die Hand des Therapeuten und bietet sich nach Dr. Aschner bei fortgesetzten, hartnäckigen Problemen mit dem Lymphsystem (entzündete Bahnen, Lymphdrüsenvereiterungen) als alternative Behandlungsmöglichkeit an.

Hilfe für ein träges Lymphsystem bietet schließlich auch das **Reich heilkräftiger Pflanzen**. Ein traditionelles Mittel der Erfahrungsheilkunde zur Lymphreinigung und Stärkung ist die Walnuss (Juglans regia). Tee aus Blättern des Baumes wird z. B. bei Lymphknotenschwellungen, Infektionsneigung, chronischen Entzündungen, Hautproblemen empfohlen. Als mildes Lymphanregungsmittel kommt eine Minutenüberbrühung (1 Teelöffel Trockenblätter auf 250 ml heißes Wasser) in Frage.

Äußerlich angewendet fördert Ringelblumensalbe „den Abfluss der Lymphe bei operationsbedingten Lymphstauungen“ (Dr. Erich Rauch). Hilfreich sind darüber hinaus nach Dr. Bernhard Aschner auch Kalmus sowie Frischpflanzensäfte (in diesem Falle vorzugsweise aus Löwenzahn und Brunnenkresse).

Ähnlich vorteilhaft zur Unterstützung des Lymphsystems erweisen sich auch Echinacea-Präparate. Dies gilt, wie Dr. A. Vogel berichtete, im Falle von Entzündungen, Lymphknotenschwellungen, Infektionen. Sehr förderlich zur Anregung des Lymphflusses ist überdies der Meerrettich. Praktischer Rat: Einen Teelöffel Meerrettich, wenn möglich frisch gerieben und eventuell leicht im Rohr angeröstet zum Salatdressing geben.

Anhang

Über die Autorin

ROSEMARIE HOLZER

Jahrgang 1954, Gesundheits- und Ernährungspraktikerin

Acidose-SÄURE-FASTEN®-Praktikerin

Seit mehr als 25 Jahren liegt der Arbeitsschwerpunkt von Rosemarie Holzer auf dem Gebiet der individuellen Ernährung und achtsamerer Körperwahrnehmung. Berufliche Stationen und Erkenntnis-Werdegang in den 70er bis 90er Jahren: Krankenschwester, Erzieherin, Leiterin von Selbsthilfegruppen, Acidoseausbildung bei Dr. med. Renate Collier. 1992 Begründerin der Acidose-Region Baden, inzwischen mit Sitz in Königsfeld/Schwarzwald.

Der Weg über eigene gesundheitliche Probleme bereits in früher Kindheit hat die Autorin zu einem vertieften Bewusstseinserleben geführt, das sich in ihrer praktischen Schulungstätigkeit spiegelt. Hauptanliegen der Unterweisungen ist es dabei, den Seminarteilnehmern und Schülern zu vermitteln, wie diese neuen Wissens- und Erfahrungsräume konkret erschlossen, erlernt und auch wirklich im Alltag in die Tat umgesetzt werden können. In Vorträgen, Kochschulen, Lern- und Kurlauben sowie Intensiv-Wochenenden gibt die Autorin ihre eigenen Erkenntnisse weiter und eröffnet dem Gesundheitsinteressierten auch die Möglichkeit, das Erlernte als SÄURE-FASTEN®-Praktiker(in) eigenständig anzuwenden und zu vermitteln.

Stichwort SÄURE-FASTEN®: Begriffsklärungen

Säure-Fasten® – eine große Chance

Was ist SÄURE-FASTEN® nach Rosemarie Holzer?

- ➡ Es handelt sich um eine ganzheitliche Methode, durch individuell abgestimmte Ernährung, Entspannung und Massagen den Körper nachhaltig zu entschlacken, das körperlich-seelische Wohlbefinden zu steigern und Systemerkrankungen vorzubeugen. Säure-Fasten® bringt so Erstarrtes wieder in Bewegung.

- ➡ Entgiftung und Entschlackung des Bindegewebes durch individuelle, basenüberschüssige, allergenarme Nahrungsmittel, mit der Folge einer harmonischen Optimierung des Körpergewichtes durch Gewichtsreduktion oder, wenn nötig, auch durch -zunahme.
- ➡ Durch diese Methoden werden die natürlichen Regulationsmechanismen des Körpers zur Selbstheilung aktiviert. Die sich einstellende Stimmigkeit aller Körperabläufe fördert Wohlsein, Gesundheit, Schönheit und Vitalität.

Was ist unter SÄURE-FASTEN®-Praktik zu verstehen?
Sie beinhaltet das in vielen Jahrzehnten entwickelte Konzept zur grundlegenden Körper- und Gewebe-Entsäuerung: Die individuell richtige Kost (finden), Einflüsse aus der Umwelt, Stress und Bewegungsmangel sind wichtige Lehrinhalte. Dabei steht die Arbeit im Rahmen der Prävention mit Gruppen (Selbsthilfe, Gesundheits-Fitnesscenter, Kindergärten, Schulen, Kochkurse, Seminare) im Vordergrund. Wichtige Erkenntnisse aus der Acidosetherapie nach Dr. med. Renate Collier fließen in die Ausbildung ein.

Acidose – auf den Begriff gebracht
Acidose bedeutet Übersäuerung. Wir sprechen von latenter Acidose, die sich im Bindegewebe durch Ablagerungen niederschlägt. Als Folge können auftreten: Gewichtsprobleme, chronische Krankheiten, die immer häufiger auftretenden Allergien, Erkrankungen aus dem rheumatischen Formenkreis, Stoffwechselleiden und nicht zuletzt Krebs.
Zu verweisen ist an dieser Stelle u. a. auf die Arbeiten von Prof. Pischinger, F. Sander, Prof. Hartmut Heine und auf die praktischen Erfahrungen von Dr. med. R. Collier.

Info: Ernährungs- und Gesundheitspraktik ACIDOSE, Rosemarie Holzer, Postfach 106, 78121 Königsfeld, Telefon + Fax 07725/919114.

Säure-Fasten®-PraktikerIn

Kontakt-Adressen

Deutschland (0049)

- ➡ Acidosezentrum, Postfach 106, D-78121 Königsfeld, Telefon 07725-919114
- ➡ Lehrpraxis für Entsäuerungs-und naturheilkundliche Verdauungstherapien: Christoph Chesnais-Heilpraktiker-Osteopath, Hauptstrasse 59, D-77815 Bühl/Baden, Telefon 07223-902090 Fax 902091
- ➡ Elisabeth Levi, Kurmittelhaus und Hotel Sonnenhaus, D-78126 Königsfeld, Telefon 07725-919273
- ➡ Svenja Holzer, Schulstrasse 63, D-76689 Karlsdorf-Neuthard, Telefon 07251-49392
- ➡ Annelies Winkler, Schloßstrasse 15A, D-07407 Rudolstadt, Telefon 03672-423059
- ➡ Michaela Neithardt, Rennweg 10, D-76698 Stettfeld, Telefon 07253-880142
- ➡ Femi Asipi, Hugo-Kallenbachstrasse 18, D-65931 Frankfurt/M., Telefon 069-311888
- ➡ Ilona Schütt, Buchenstieg 5D, D-22359 Hamburg, Telefon 040-60912091
- ➡ Edith Liebergeld Institut, Dr. Claus Peter Cremer, König-Otto-Str. 48, D-83088 Kiefersfelden, Telefon 08033-98203 oder 98204

Schweiz (0041)

- ➡ Annegret Hänseler, Antoniushaus, Seminar-und Bildungszentrum MATTLI, CH-6443 Morschach /Schwyz Telefon 041-8554404

Österreich (0043)

- ➡ Angelika Ledermeier, Alois Nerer Strasse 9, A-6130 Schwaz/Tirol, Telefon 05242-62158

Weitere Informationen

Ernährungs-und Gesundheitspraktik ACIDOSE Rosemarie Holzer
D-78121 Königsfeld, Postfach 106, Telefon/Fax D-07725-919114
A-6134 Vomp/Tirol ,Vomperberg 56, Telefon A-05242-61088

Journal für gesundes Leben

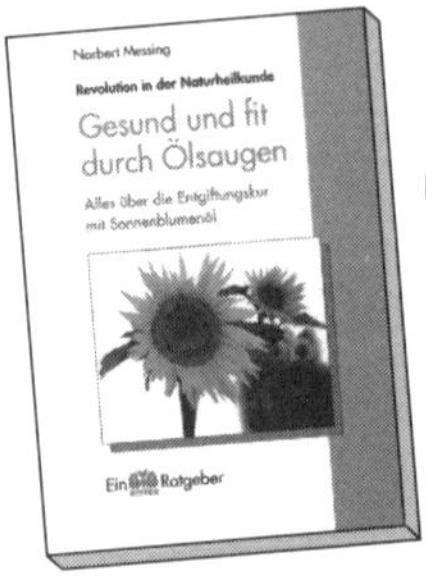

Neuerscheinung
78 S., DM 22,– [€ 11,25]
ISBN 3-920788-44-3

„Revolution in der Naturheilkunde!"

Gesund und fit durch Ölsaugen

Die Ölziehkur kann bei ganz unterschiedlichen Krankheiten oft erstaunlich schnell helfen: Im Falle von Allergien und Augenleiden ebenso wie bei Kopfschmerzen/Migräne, Infektanfälligkeit, Rheuma (Arthritis, Arthrose) oder Zahnfleischerkrankungen sowie zahlreichen weiteren Leiden. Kaum eine andere Naturheilmethode • **entgiftet den Körper** so gründlich wie die Kur mit Sonnenblumenöl. Außerdem schützt sie sehr wirksam vor gefürchteten chronischen Leiden (Herz-Kreislauf, Stoffwechsel, Krebs u. a.).
In der Neuerscheinung erfahren Sie alles, was Sie für die erfolgreiche Anwendung brauchen. Mit aktuellen • **neuen Erkenntnissen** zu den Wirkungsweisen, einem • **Praxis-ABC der besten therapeutischen Öle**, Techniken wie der • **Ayurveda-Mundspülung** oder • **Aromatherapie**. Der Leser findet ausführliche Hinweise zur Behandlung einzelner Leiden, einschließlich spezieller Ölziehkuren zur zusätzlichen Intensivierung der Entschlackung und Entgiftung.

Gehirnnahrung & Fitness für die grauen Zellen

Geistig jungbleiben bis ins hohe Alter

Ein bekannter Ganzheitsmediziner offenbart hier das Geheimnis • **anhaltender geistiger Jugend** und zeigt, wie • **Gedächtnis, Konzentration** und **Intelligenz** dauerhaft erhalten oder gestärkt werden können.
Als wahre Lebenselixiere für das Nervensystem erweisen sich dabei • **natürliche Wirkstoffkomplexe**, die auch das wirksamste Mittel darstellen, um schweren Formen von Hirnleistungsstörungen vorzubeugen (Demenz, Alzheimer Krankheit). Bemerkenswerte, geradezu beispielhafte klinische Versuche, die mit solchen „Geheimrezepten" bereits vor Jahrzehnten unternommen wurden, haben hierzu erstaunliche – zwischenzeitlich leider vergessene – Erfolge erbracht. Mit Hinweisen zu geeigneten Methoden des „Hirn-Joggings" und einem • **„Lexikon der gehirnaktiven Bio-Substanzen und Lebensmittel".**

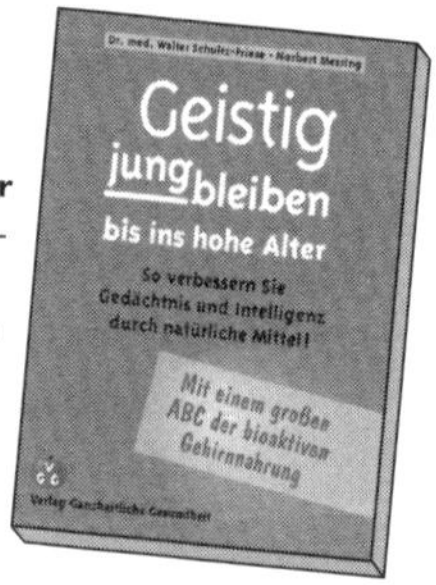

Neuauflage
128 S., DM 18,– [€ 9,20]
ISBN 3-927124-06-0

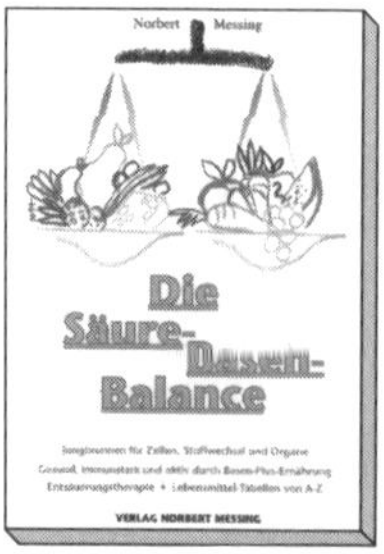

3. Auflage
80 S., DM 15,– [€ 7,67]
ISBN 3-927124-22-2

Entsäuerung = Verjüngung & Heilung

Die Säure-Basen-Balance

Macht • **Übersäuerung** krank? Wie lassen sich die entsprechenden Risiken sicher erkennen und meistern? Hier erfahren Sie von ganz überraschenden Möglichkeiten der • **Lebensverlängerung** durch Entsäuerung. Praktische Tipps zur effektiven Schutzkost in Form einer von jedem leicht zu praktizierenden • **Basen-Plus-Ernährung** schließen sich an. Umfassende Tabellen geben Auskunft zum Säure- und Basengehalt aller üblichen Lebensmittel, und zwar auf der Grundlage • **neuester Analysewerte!**
In der 3. Auflage ausführlich beschrieben: Warum praktisch alle chronischen Leiden heilbar sind. • **Azidose-Therapie konkret**: Entsäuerung nach Dr. med. Renate Collier.

„Wunderwaffe Vitamin C"

Das praktische Handbuch zum Vitamin C

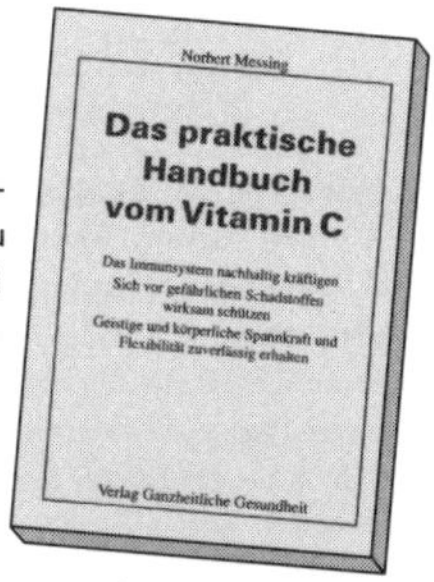

Vitamin C ist eine ganz einzigartige „Superwaffe" der Natur im täglichen Ringen um unseren wertvollsten Besitz: die Gesundheit. Der Ratgeber zeigt Ihnen, wie Sie die geradezu wundersame Wirkung des Stoffes konkret und sofort für Ihr Wohlergehen nutzen und • **Ihr Immunsystem nachhaltig kräftigen** können (z. B. gegen Krebszellen, Bakterien oder Viren). Der Leser erfährt, wie er • **sich vor gefährlichen Schadstoffen zu schützen** vermag (z. B. Schwermetalle oder Chemikalien und Radioaktivität). Es wird darüber hinaus gezeigt, dass es möglich ist, • **jugendliche Frische auch im Alter zu bewahren** und seine geistige und körperliche Spannkraft und Flexibilität ohne Einbußen zu erhalten.
• **„Wer meint, er weiß genug über Vitamin C – der irrt!"**

3. Auflage
80 S., DM 15,– [€ 7,67]
ISBN 3-927124-14-1

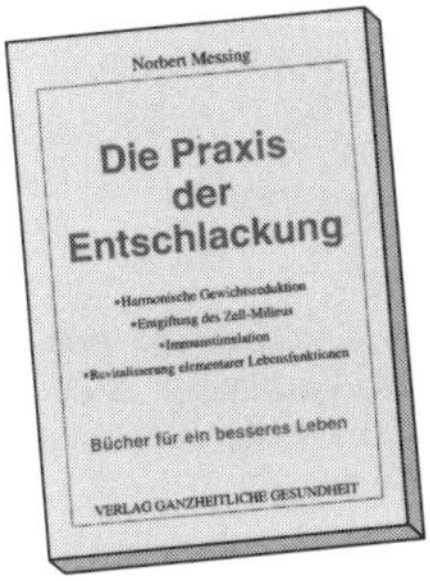

2. Auflage
80 S., DM 15,– [€ 7,67]
ISBN 3-927124-18-4

Reinigung bis in die letzte Zelle

Die Praxis der Entschlackung

Das grundlegende Buch behandelt ganz zentrale Fragen: • **Wie reinigen wir das Zellgewebe** des Organismus und erlauben einen ungestörten Nähr- und Wirkstofftransport? Wie schaffen wir aktiv jene Voraussetzungen, die es unserem • **Immunsystem** erlauben, seine vielfältigen Schutzfunktionen schlagkräftig zu entfalten?
Hier nur einige Stichworte aus dem Inhalt: Die wichtigsten Entschlackungskuren. • **Säfte, Kräuter, Wildpflanzen**. Heilkräuter und ihre reinigenden Wirkungen. • **Säure-Basen-Haushalt**. Die Bedeutung des • **Chlorophylls**. Säfte-Cocktails für alle Lebens- und Problemlagen. • **Tagesprogramme für Entschlackungskuren**...

Ein Erfolgstitel in stark erweiterter Neuauflage!

Lebensmittel als Arznei

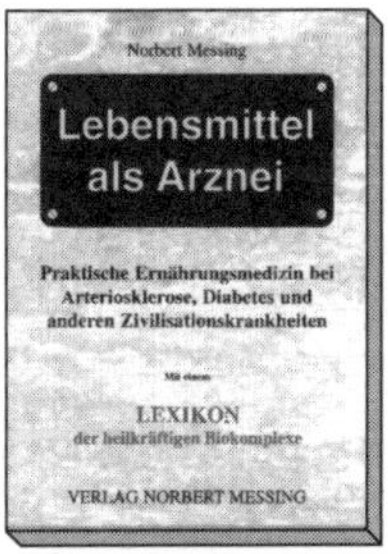

Vielfältige Studien und neueste Erkenntnisse der medizinischen Ernährungsforschung lassen daran keinen Zweifel: Es gibt inzwischen überwältigende Beweise dafür, dass • **Herzinfarkt** und • **Arteriosklerose**, vielfältige • **Krebserkrankungen**, • **Diabetes** und andere Stoffwechselleiden sowie die sogenannten • **Alterserscheinungen** durch hochwertige natürliche Nahrungssubstanzen vermeidbar, beeinflussbar, ja in vielen Fällen heilbar sind! Als Heilmittel erweisen sich in diesem Falle ganzheitliche • **„Lebensmittel-Integrale"**.
Eine praxisorientierte Anleitung, um diese zu nutzen, gibt das soeben neu erschienene Buch mit einem ausführlichen • **„ABC der heilkräftigen Lebensmittel"!**

Neuauflage
140 S., DM 18,80 [€ 9,61]
ISBN 3-927124-00-1

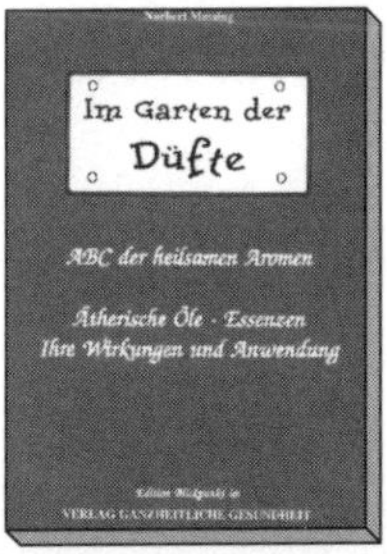

1. Auflage
80 S., DM 15,– [€ 7,67]
ISBN 3-927124-20-6

ABC der Aromen und Heil-Essenzen

Im Garten der Düfte

In diesem übersichtlichen Werk erfahren Sie alles über die Möglichkeiten • **heilsam-balsamischer Duftöle** für alle Lebenslagen, für kranke und gesunde Tage, Körper und Seele.
Aus dem Inhalt: Was sind „ätherische Öle" oder „Essenzen"? Hauptwirkungsweise der Duftöle, Duftöle in der Anwendung (Inhalation, Massage, Einnahme, Duftlampe), • **Therapie mit Aromen**, großes • **Lexikon der Duftöle** (von Anis bis Zypresse).

Sensationell einfach – sensationell gut

Zilgrei – Aktiv gegen den Schmerz!

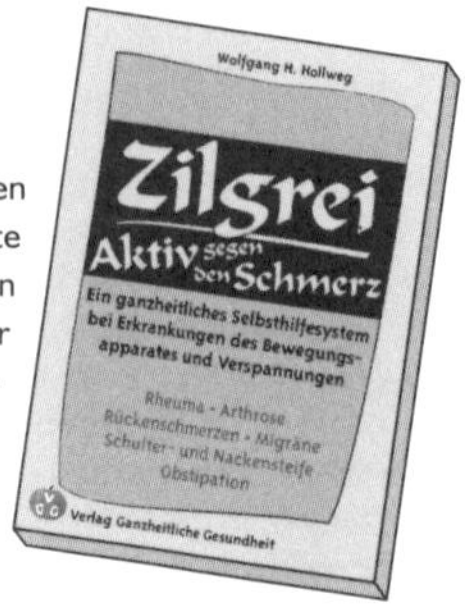

Zilgrei ist ein neuartiges, so einfaches wie wirkungsvolles Selbsthilfesystem bei Schmerzen aller Art (von Rheuma, Bandscheiben bis Migräne). Die Methode kombiniert bestimmte • **therapeutische**, dem Schmerz entgegengesetzte **Bewegungen** mit einer speziellen • **Tiefenatmung**. Beides zusammen verbessert u. a. die Sauerstoffversorgung der erkrankten Organe und erleichtert damit den • **Abtransport von Stoffwechselschlacken**. Gelenke und Gewebe können sich erholen, reinigen, regenerieren. • **Zilgrei hat sich in vielen Fällen bewährt, wo andere Maßnahmen versagten**. Das vorliegende Buch wird vom ZDF und der Stiftung Lesen ausdrücklich empfohlen!

3. Auflage
64 S., DM 14,– [€ 7,16]
ISBN 3-927124-12-5

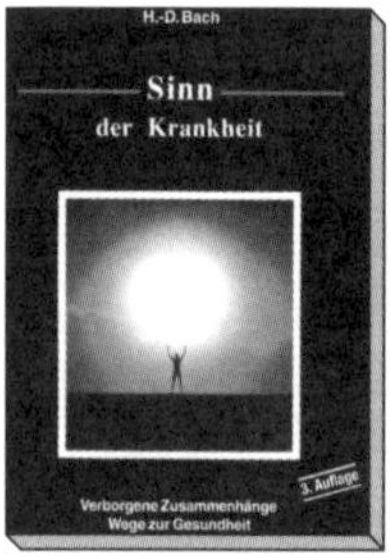

3. Auflage
232 S., DM 29,80 [€ 15,24]
Standardwerk!

Verschlüsselte Körperbotschaften erkennen

Sinn der Krankheit

Dem Wissenden, der genau hinzuschauen gelernt hat, offenbaren sich gerade im Falle von körperlichen Leiden unerhört wertvolle • **verborgene Sinn-Zusammenhänge**. Die Entschlüsselung dieser geheimen Botschaften bietet ein vollständiges • **Programm für die Heilung vielfältiger belastender Krankheiten**, egal welcher Art oder Ursache. Der Autor des Ratgebers, ein renommierter Naturheilkundler, weist hier präzise nach, warum bestimmte • **negative Gefühle ein ganz spezielles Organ erkranken lassen**. Er zeigt aber auch auf, welche positiven Empfindungen die Organe wieder gesund machen und ergänzt dies durch ausführliche • **naturmedizinische Behandlungsempfehlungen**.

Motto fürs neue Jahrtausend: „Fit mit Früchten!"

Der Obst-Gemüse-Faktor

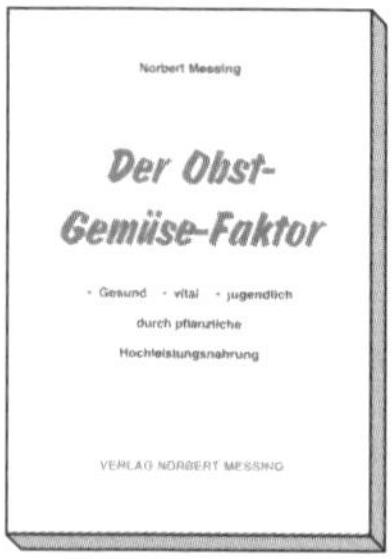

Die Medizin ist dem Geheimnis jener Stoffe auf der Spur, die • **Gesundheit erzeugen** und dadurch • **wirksamer als alle Arzneien** vor Herzinfarkt, Krebs, Stoffwechselstörungen, Rheuma, (Nahrungsmittel-) Allergien, Leistungsverlust im Alter schützen. Die Stoffe haben viele Namen (z. B. Flavonoide, Steroide), ihre Quelle ist jedoch leicht zu benennen: vornehmlich besondere Früchte aus Feld und Flur. Wie Sie diesen lebensrettenden • **Obst-Gemüse-Faktor** am besten für Ihr persönliches lebenslanges Fitnessprogramm nutzen können, erfahren Sie kompakt und gut lesbar in diesem kleinen Erfolgstitel.

3. Auflage
32 S., DM 8,50 [€ 4,35]
ISBN 3-927124-24-9

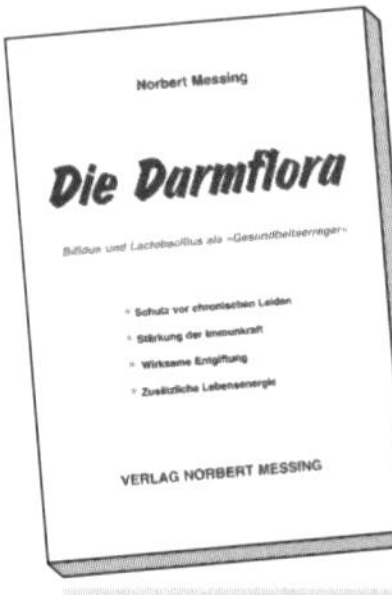

3. Auflage
32 S., DM 8,50 [€ 4,35]
ISBN 3-927124-25-7

Eine segensreiche Symbiose

Die Darmflora

Der moderne Lebensstil schädigt vor allem unsere Verdauung und die ungemein wichtige • **Darmflora**. Hieraus resultieren verschiedene Gefahren (Rückvergiftung aus dem Darm, Krebs, Immunschwäche, Leberschädigungen). Um diesen vorzubeugen, müssen wir die • **Milchsäurebildner** (Bifidus-Arten, Laktobazillen) des Darms durch unterstützende Maßnahmen fördern. Die symbiotischen Darmbakterien werden dadurch zu • **„Gesundheits-Erregern" und Schutzfaktoren ersten Ranges**. Hier lesen Sie, was wir dabei gesundheitlich gewinnen und wie wir das Wissen praktisch in die Tat umsetzen können. Neu und praktisch: Mit einem kleinen „Einkaufsführer" für besonders nützliche symbiosefreundliche Verdauungshilfen.

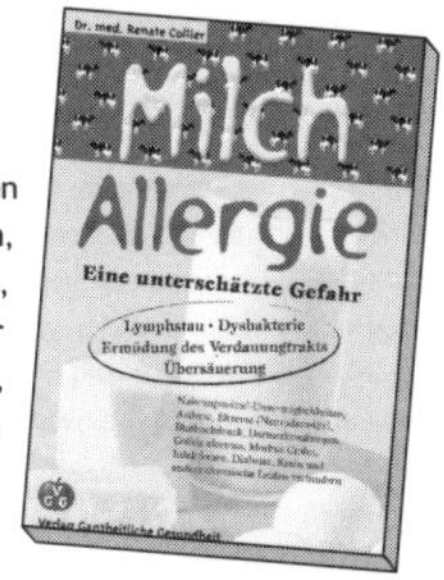

Unterschätzt, aber folgenreich:

Milchallergie!

Milch macht viele Menschen krank. Ihr Verzehr fördert ganz früh schon das Auftreten von • **Kinderkrankheiten** und führt später dann u. a. zu • **Verdauungsstörungen**, • **Nahrungsmittel-Unverträglichkeiten**, • **Allergien**, • **Ekzem**, • **Neurodermitis**, • **Asthma**. Die • **Lymphe** wird zähflüssig und **staut sich**. Dadurch kann der Körper nicht mehr entgiftet und entsäuert werden. Warum dies so ist und was wir tun können, um Risiken zu vermeiden, erfahren Sie in dem neuen Ratgeber einer erfahrenen • **Naturheilärztin und Entsäuerungsspezialistin**.

Neuerscheinung
64 S., DM 13,50 [€ 6,90]
ISBN 3-927124-29-X

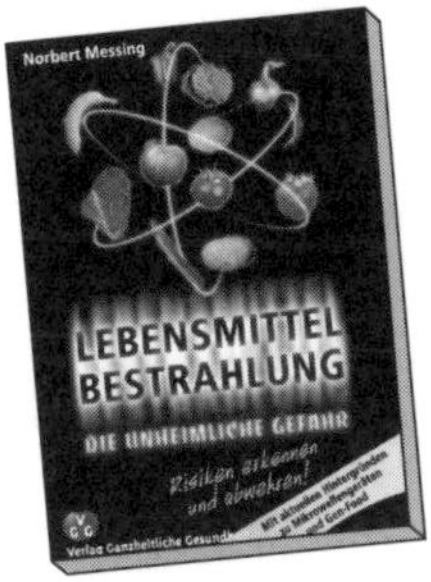

Neuerscheinung
128 S., DM 18,– [€ 9,20]
ISBN 3-927124-32-X

Krank durch Strahlenkost?!

Lebensmittel-Bestrahlung

Radioaktiv bestrahlte Lebensmittel gibt es bei uns bereits in den Geschäften – mit stark steigender Tendenz. • **Schadet solche „Strahlen-Kost" dem Konsumenten?** Vieles spricht dafür. Hier erfahren Sie den Stand der unschönen Dinge und • **wie Sie sich sofort und in Zukunft effektiv schützen können**. Dies gilt auch im Hinblick auf • **Mikrowellen** (-Geräte) und • **Gen-Food**. Mit vielen Adressen und einer großen • **Übersicht zu Bestrahlungsanlagen** und den zahlreichen • **bestrahlten Erzeugnissen** (von Gewürzen, Gemüsen und Früchten bis Garnelen und Fleisch).

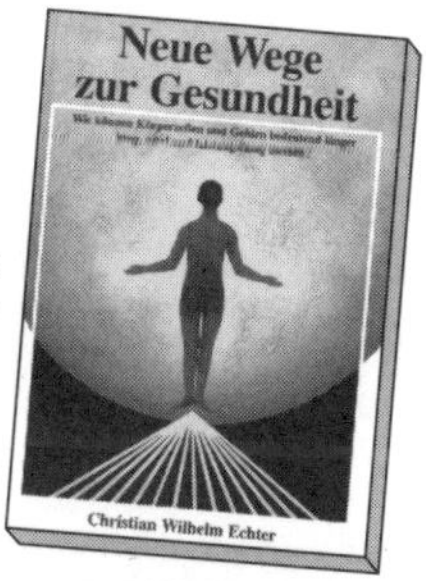

So bleiben Sie jung an Körper und Geist

Neue Wege zur Gesundheit

Das Buch behandelt zentrale Problemfelder des Organismus. Beispielsweise: Wie bremst man den • **Alterungsprozess der Körperzellen?** Der • **präzise funktionierende Darm**: ein solides Fundament, um länger jung, gesund und vital zu bleiben. Welche speziellen • **Heilwirkungen** haben die einzelnen • **Gemüse, Obst-, Getreide- und (Wild-) Kräutersorten?** Darüber hinaus enthält der Ratgeber zahlreiche Tipps bei Verdauungsstörungen und Kostumstellung, führt nützliche • **natürliche Enzymquellen** auf und beispielsweise auch 21 pikante und • **symbiosefreundliche Rezepte** zur Regeneration der lebenswichtigen Darmflora! Der Autor ist Leiter eines Gesundheitszentrums und bildet seit Jahren als Dozent Gesundheits- und Ernährungsberater aus.

gebunden
196 S., DM 26,– [€ 13,29]
ISBN 3-927124-13-3

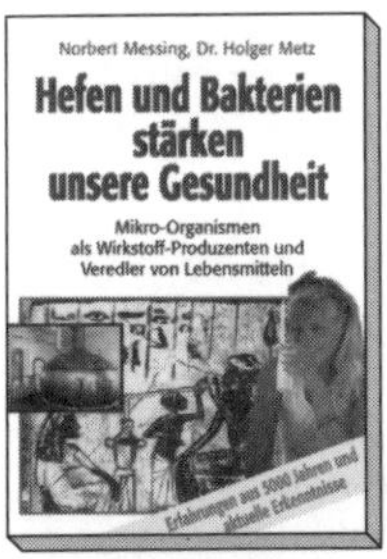

2. Auflage
150 S., DM 22,80 [€ 11,66]
ISBN 3-927124-17-6

Von Probiotika und „heilenden Keimen"

Hefen und Bakterien stärken unsere Gesundheit!

Wussten Sie, dass viele chronische Leiden in einem abwehrstarken Körper keine Chance haben, und dass bestimmte Mikroorganismen für • **„Immunität"**, Unverletzlichkeit sorgen können? Wussten Sie, dass Hefen bei Mykosen (Pilzerkrankungen) helfen? Wussten Sie, dass es bei den Lebensmitteln ein „probiotisches Prinzip" (= **für** das Leben statt „Antibiotika" = **gegen** das Leben) gibt? Innerhalb einer solchen hochwirksamen Schutzkost gegen Herzinfarkt, Krebs, Allergien u. a. spielen • **fermentierte Lebensmittel (Milchsäurebakterien, Hefen)** eine besondere Rolle. Alles Wissenswerte dazu – praktisch ausgerichtet und allgemeinverständlich geschrieben – erfährt der Leser im vorliegenden Ratgeber.

Die Wiederentdeckung einer alten Volksarznei

Heilen mit Bierhefe

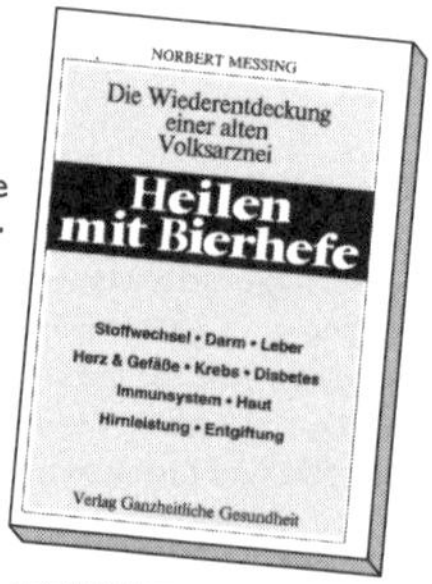

Bierhefe erweist sich als • **Gesundheitsförderer der Extraklasse** und gilt als „größte Entdeckung der Ernährungsforschung" – als der • **„Wirkstoffmulti" der Natur schlechthin** (Vitamine, Enzyme, Spurenelemente, Cholin, Glutathion u. a.). Die Erfahrungen der Medizin sind beeindruckend – ob es nun um • **Lebererkrankungen, Diabetes, Herz-Kreislaufleiden**, Störungen der • **Geistestätigkeit** oder den • **Schutz vor Umweltgiften** geht. Bierhefe zeigt sich als hilfreich bei • **chronischen Verdauungsbeschwerden**, • **Hauterkrankungen**, • **Hämorrhoiden**, und Forschungen deuten sogar auf ausgeprägte • **krebsfeindliche Wirkungen** hin.

Das Buch erklärt anschaulich und allgemeinverständlich, • **wie man die Vorzüge des bemerkenswerten Einzellers optimal und ohne großen Aufwand in der täglichen Ernährungspraxis nutzen kann!**

6. Auflage
100 S., DM 18,– [€ 9,20]
ISBN 3-927124-01-X

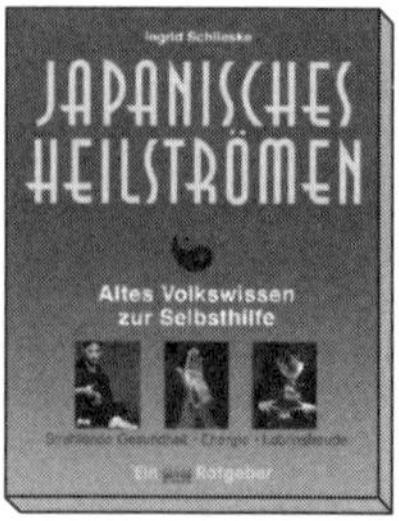

gebunden
217 S., DM 44,– [€ 22,50]
viele farbige Abbildungen

Sich besser fühlen durch Fingerdruck

Japanisches Heilströmen

Das • **„Heilströmen"** hat nichts mit Elektrizität aus der Steckdose zu tun. Das Geheimnis dieser uralten fernöstlichen Methode sitzt vielmehr • **in besonderen Energiepunkten** unseres Körpers. Was Sie im Fall einer Befindlichkeitsstörung brauchen – ob nun bei Schmerzen oder Erkältungen – sind nur Ihre eigenen Finger. Schon nach wenigen Tagen Anwendung fühlt man eine deutliche • **Vitalisierung**. Oder man wendet das Heilströmen zur allgemeinen Kräftigung und innerhalb einer • **„energetischen Hausapotheke"** bei allen akuten Problemen an. Ingrid Schlieske, die das Heilströmen seit langem praktiziert, bestätigt: • **„Ich fühle mich heute mit meinen 60 Jahren doppelt so gut wie vor 20 Jahren!"**

Großer Gewinn durch kleinen Verzicht

Fit durch Fasten!

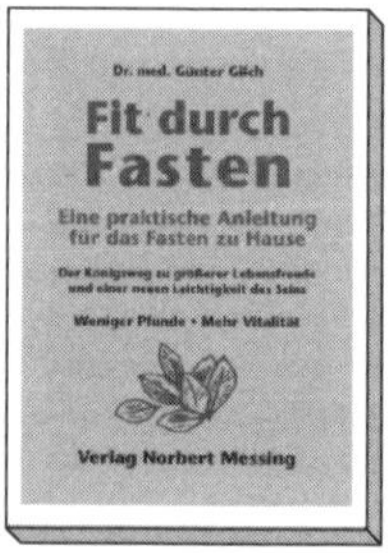

Die aktuelle Neuerscheinung vermittelt alles, was Sie wissen müssen, um eine Fastenkur in Eigenregie erfolgreich und ohne Risiko durchführen zu können. Wichtige Fragen werden vorab geklärt: • **Für wen ist Fasten geeignet? Bei welchen Krankheiten?** Schritt für Schritt erfährt der Leser, wie er vorzugehen und was er zu besorgen hat. Ausführlich wird das bislang vernachlässigte Kapitel • **„Fasten und Entsäuerung"** behandelt, ebenso die • **äußere und innere Reinigung** und schließlich auch das richtige Fastenbrechen. Bewährte • **Rezepte**, Hinweise auf nützliche • **Heilkräuter** sowie die besten • **Fastengetränke** und anderes mehr runden den Ratgeber ab. Der Autor ist ein erfahrender Arzt und Fastenleiter.

1. Auflage
48 S., DM 10,– [€ 5,11]
ISBN 3-927124-31-1

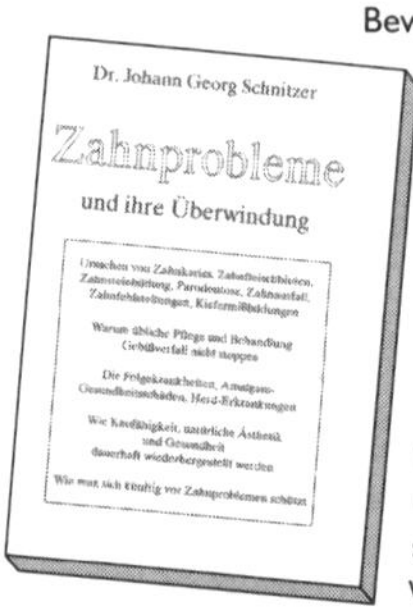

Kraftvoll zubeißen – natürlich!

Zahnprobleme und ihre Überwindung

Der bekannte Ernährungspionier und Zahnarzt • **Dr. J. G. Schnitzer** erläutert in diesem neuen Ratgeber die Ursachen von Zahnstörungen, warnt vor • **Herderkrankungen und Amalgam-Gefahren**. Vor allem zeigt er, wie man • **Zahnprobleme risikolos und sicher beseitigt** und sich dauerhaft davor schützt. Ein Rat-Geber im besten Sinne des Wortes aus der Feder einer der großen Persönlichkeiten der zeitgenössischen Alternativ-Medizin.

Standardwerk!
190 S., DM 19,80 [€ 10,12]
mit großem Farbteil

Ein Standardwerk der „sanften Medizin“

Naturärzte-Wegweiser

Das große ABC der Naturmedizin mit vielen Adressen, Infos, Tipps: Anschriften von weit mehr als • **5.000 Bio-Ärzten** (Homöopathie, Naturheilverfahren, Akupunktur), • **Zahnärzten, Tierärzten**. Fast • **100 Kliniken** für Ganzheitsmedizin. Szene-Infos: zahlreiche Anlaufstellen für • **naturheilkundliche Selbsthilfe**. Überblick zu • **Ausbildungsmöglichkeiten** für Laien (Gesundheitsberater, Heilpraktiker u. ä.) und Therapeuten. Mit ausführlichen zusätzlichen aktuellen Info-Blättern mit Adressen und Anregungen sowie einem Lexikon der erfolgreichsten Bio-Therapien.

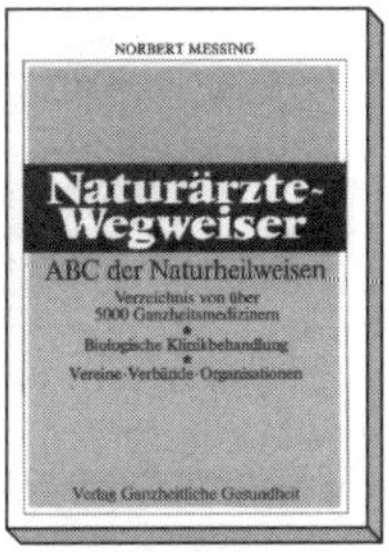

6. Auflage
160 S., DM 18,– [€ 9,20]
ISBN 3-927124-02-8

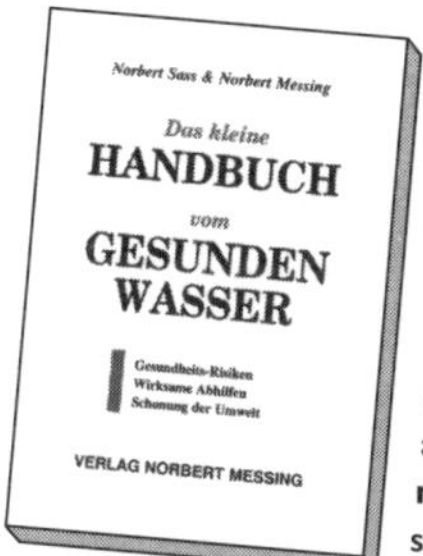

1. Auflage
40 S., DM 10,– [€ 5,11]
ISBN 3-927124-28-1

Nur aus reinen Brunnen schöpfen wir Kraft

Das kleine Handbuch vom gesunden Wasser

Wasser ist das „Beste aller Dinge“ für unsere Gesundheit – doch sind seine Quellen heute oft durch Schadstoffe (Chlor, Nitrat) getrübt. Der neue Ratgeber bietet hier eine Bestandsaufnahme und zeigt beispielsweise, wie • **krebserzeugende Nitrosamine** und • **krankmachende Schwermetalle** vermieden werden können. • **Mineral- und Heilwässer** sowie verschiedene • **Filter-Reinigungssysteme** stehen auf dem Prüfstand. • **Tipps zum Wassersparen** und ein • **umfangreicher Adress-Service** zum sogenannten • **belebten Wasser** nach Schauberger, Grander u. a. runden das Handbuch ab.

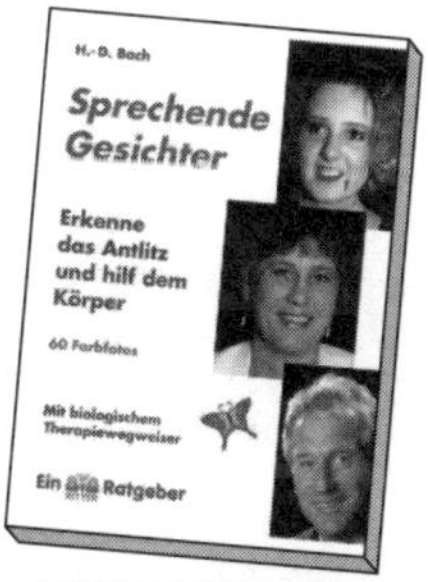

gebunden
221 S., DM 44,– [€ 22,50]
mit vielen Farbfotos

„Erkenne das Antlitz und hilf dem Körper!“

Sprechende Gesichter

Als Standardwerk, das immer zur Hand sein sollte, hat man das Buch nach Erscheinen bezeichnet und gefeiert. Die • **Antlitzmethode** erleichtert es jedermann, Einblicke in Veranlagungen, Seelenleben des Gegenübers (auch in Gestalt des Spiegelbildes) zu gewinnen. Sie ermöglicht es uns vor allem, • **Krankheiten auf einen Blick zu erkennen**. Viele Farbfotos schulen den Leser und Betrachter sehr anschaulich und lebensnah in dieser Fertigkeit. An die daraus resultierenden Diagnosen schließen sich aber auch noch • **konkrete biologische Therapie-Empfehlungen** eines namhaften Naturheilkundlers an.

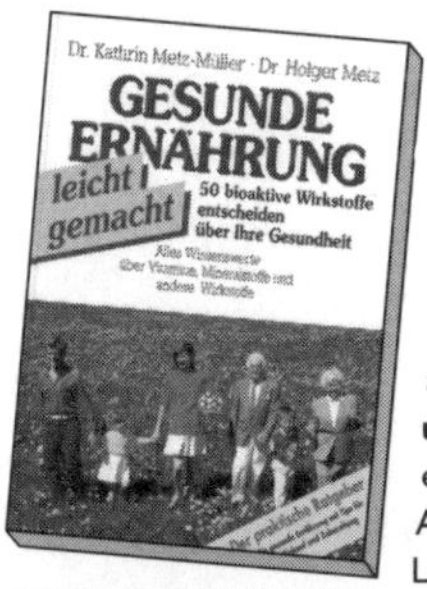

gebunden
104 S., DM 22,80 [€ 11,66]
durchgehend farbig

50 „Bioaktive Substanzen“ im Überblick:

Gesunde Ernährung leicht gemacht!

Hier erfahren Sie alles Wesentliche über die wichtigsten • **50 bioaktiven Substanzen**, aus denen sich Wohlbefinden und Lebensfreude aufbauen. Die ganze Garde an • **Schutz- und Wirkstoffen** ist vertreten: Vitamine, Mineralstoffe, Spurenelemente und eine Vielzahl ebenso kostbarer Wertspender wie Coenzyme, Cholin, L-Carnitin, Lecithin, Milchsäure... Alle werden übersichtlich tabellarisch vorgestellt, mit Hinweisen auf die gehaltvollsten Lebensmittel, • **praktischen Einkaufstipps** und Ratschlägen zur • **Ernährungsumstellung**.

Heilung des Körpers durch Sanierung seiner „Wurzel“

Das große Buch der Darmreinigung

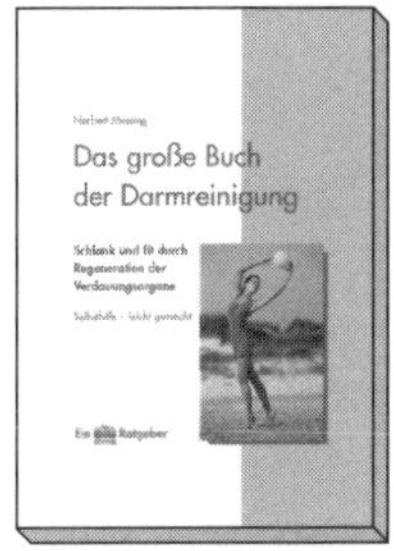

Der vorliegende neue Ratgeber bietet das • **komplette Programm zur Sanierung und Regeneration des Darmes**. Sie lernen darin • **alle bewährten Methoden** kennen (Ayurveda, Heilfasten, Mayr, Molkefasten, Colon-Cleaning nach Gray/Anderson, Heilerde-Anwendungen u. a.) und erfahren viele hilfreiche • **Heilkräuter-Rezepte** – und dies alles zur • **sofortigen Selbsthilfe**. Ein Buch mit 1000 Tipps, Anregungen, Bezugsquellen sowie zahlreichen wertvollen Hinweisen zur • **Überwindung schwerer chronischer Leiden** sowie zum • **Aufbau einer optimalen Darmflora in Eigenregie** durch besondere, selbst bereitete milchsaure Getränke. Ein weiteres Glanzlicht: Vorstellung von • **zahlreichen Bauch-Selbstmassagen** in Wort und Bild! Natürlich ausführlich behandelt: • **Colon-Hydro-Therapie**, Einlauf, salinische Wässer, Lein- und Flohsamen und Geheimtipps wie Kurkuma, Konjacmehl, Yucca und anderes mehr.

Neuerscheinung
150 S., DM 28,– [€ 14,32]
ISBN 3-920788-42-7

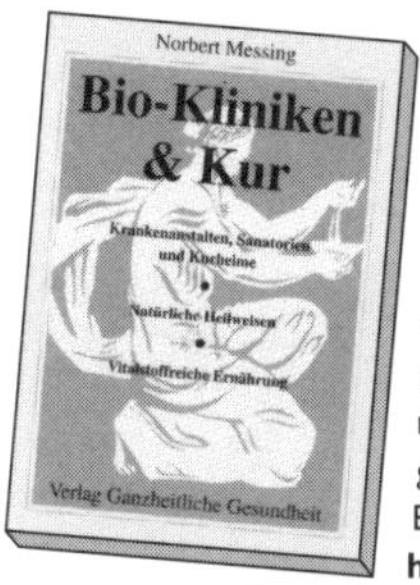

4. stark erw. Auflage
240 S., DM 24,– [€ 12,27]
ISBN 3-927124-03-6

Das Standardwerk in neuer, aktualisierter Auflage

Bio-Kliniken & Kur

Vorstellung von mehr als • **700 Krankenhäusern, Ganzheitskliniken, Kurheimen, Hotels und Pensionen** mit Naturheilweisen und alternativen Kostformen, ob nun Vollwertkost, Trennkost oder vegetarische Ernährung aus Bio-Anbau. Jeweils mit • **Heilanzeigen** (Herz-Kreislauf, Bewegungsapparat, Allergien, Stoffwechsel usw.). • **Lexikon naturmedizinischer Fachbegriffe**. • **Wer trägt die Kosten** für stationäre Behandlungen? Mit Hinweisen auf besondere, • **ungewöhnliche Therapieformen** (Gerson-Diät, Breuß, Rohkost-Heilfasten und vieles andere mehr). Ausführliche Tipps für den • **Gesundheits-„Kurlaub“** unter anderem mit Seminaren (von gesunder Vollwertküchenpraxis bis Reiki, Yoga, Ayurveda u. ä.).

Nahrung für die Seele

O Trost der Welt

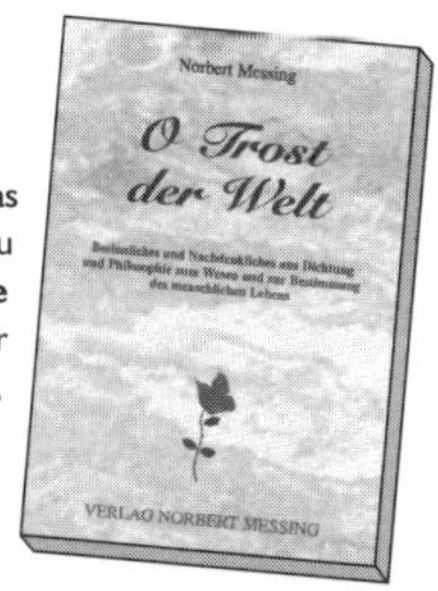

Ein ermunterndes, ermutigendes Geschenk für sich und nahestehende Menschen. Das kleine Buch gibt • **wertvolle Gedanken** aus Dichtung und praktischer Philosophie zu den wirklich bedeutenden Fragen unserer Existenz weiter. Sie verleihen • **seelische Kraft und Stärke**, helfen dabei, seine Tage gelassener, freudvoller zu verbringen und zur • **wahren Lebenskunst** zu finden. Die behandelten Themen sind zeitlos: Liebe, Heimat, Natur, Glück, Gesundheit, Achtsamkeit, Beruf(ung), menschliche Bestimmung, Suchen und Glauben...

Den kleinen Ratgeber durchs gelegentlich verschlungene (Gefühls-) Labyrinth des Lebens gibt es zum • **„Geschenk-Staffelpreis“**: Grundpreis DM 10,–. Bei Abnahme von 2 Expl. à DM 8,–. Mehr als 5 Expl. à DM 7,–. Bei Bestellung von 10 Expl. kostet ein Buch nur DM 6,–.

Beachten Sie die Staffelpreise!
56 S., DM 10,– [€ 5,11]
ISBN 3-927124-21-4

Liebe Leserin, lieber Leser!

Gesundheit ist möglich – und für jeden von uns machbar, mit einfachsten Mitteln direkt aus dem Heilgarten der Natur. Überzeugen Sie sich selbst: Unsere Rat-Geber sind • lebenspraktisch ausgerichtet und „zupackend“, die Empfehlungen leicht und sofort • in Selbsthilfe eigeninitiativ zu verwirklichen. Zwischen geduldigen Worten und gesundmachender Tat klafft kein unüberwindlicher Abgrund, wie dies bei allzu theoretisch ausgerichteten Werken oft der Fall ist.

Verlag Ganzheitliche Gesundheit – Norbert Messing

Postfach 1217 · 76663 Bad Schönborn · Telefon (07253) 37 18 · Fax (07253) 3 39 55
http://www.messing-vgg.de · E-Mail: messing-vgg@t-online.de